赤	緑	青	赤	緑	黄
白	赤	赤	緑	青	赤
緑	緑	青	赤	緑	青
黄	青	赤	緑	緑	青
赤	緑	白	緑	青	赤

口絵１　ストループ効果

「漢字のインクの色を、声に出して言ってみましょう」

思い通りに認知機能が働かない、認知症の人のもどかしさが感じられる実験。（P56参照）

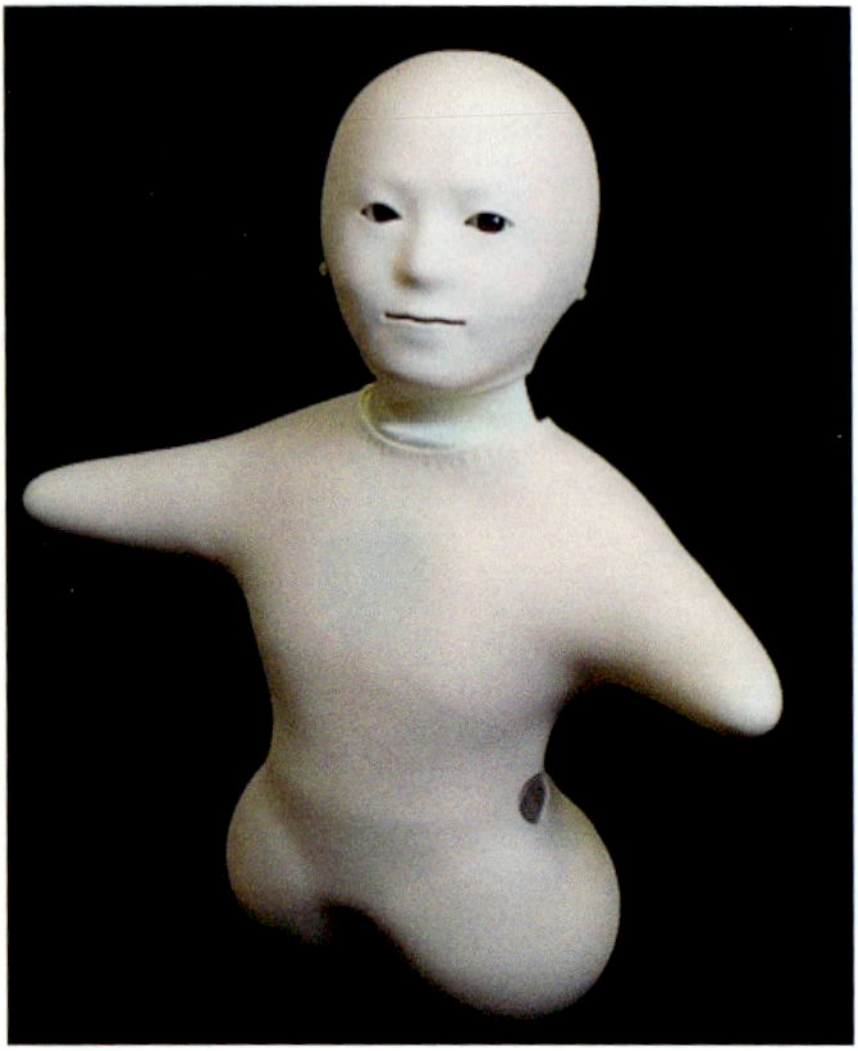

口絵２　テレノイド（遠隔操作型のコミュニケーション・アンドロイド）

健常者には不気味に見えるテレノイド。しかし、普段ほとんど喋らない認知症の人が、テレノイドとは楽しそうに話をする。（P101参照）

認知症の人の心の中はどうなっているのか?

佐藤眞一

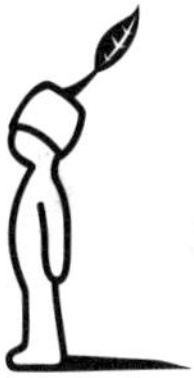

光文社新書

はじめに

孤独でやりきれない心の内

ゼミの学生たちを連れて、認知症のお年寄りが暮らすグループホームに行くと、学生は初め、うまく会話ができません。お年寄りに、「お昼ご飯は何を食べましたか?」とか、「お正月は家に帰ったんですか?」などと尋ねてしまうためです。

30分前に食べたお昼ご飯のことや、10日前のお正月のことなど、〝覚えているのが当たり前な自分〟を基準に話しかけてしまうのです。お年寄りは、孫のような学生の問いかけに答えようとしてくれますが、答えることができません。

こんなこともあります。認知症のお年寄りに、「能面のような表情」とか、「仏の顔も三度まで」という言葉に合うイラストを選んでもらうと、能面のイラストを選んだり、仏像のイラストを選んだりすることがあるのです。言葉の表面的な意味にとらわれてしまい、その背後にある本当の意味がわからないためです。

ということは、比喩《ひゆ》や皮肉、シャレ、含みのある言葉などが、わかりにくいことを意味します。けれども私たちは、それらがわかることを前提に会話をしていますから、お年寄りの返答を奇異に感じ、会話が続かなくなります。

介護の場面では、お年寄りを傷つけないようにと、婉曲《えんきょく》に言ったことが通じない。一方で、お年寄りの方は婉曲表現ができず、自分のしてほしいことをストレートに言ってしまうため、「わがまま」だと思われる。そんなことがよくあります。

さらに、ついさっき同じことを言ったのを忘れて、お年寄りが何度も繰り返し同じことを言うと、私たちは「忙しいからあとにして」「さっきも同じことを言ったじゃないか」などと答えてしまうことがあります。答える方に悪気はないのですが、言われた方にすれば、これは「あなたとは話をしたくない」という拒絶の言葉です。

このように、認知症になると、会話がすれ違い、人とのコミュニケーションがうまくいかなくなります。相手の言うことがわからない。言いたいことを伝えられない。話したいのに、なぜか相手が怒ったような顔をして離れていく。そんなことが繰り返し起こったら……。とてももどかしく、寂しく、やりきれない気持ちになるのではないでしょうか。

そして、ただでさえ支障の出ている生活が、さらに不自由になっていきます。意思の疎通ができればスムーズにいくことや、手助けしてもらえることが、意思の疎通ができないために、うまくいかなくなってしまうのです。

ケアで最も重要なのはコミュニケーション

「認知症」というと、これまでは、脳トレや有酸素運動をはじめとする予防活動や、「認知症サポーター（認知症に対する正しい知識を持ち、認知症の人や家族を手助けする人）」の養成が、盛んに行われてきました。

しかし結局、認知症で最も多いアルツハイマー型認知症を含め、多くの認知症は、予防が困難であることがわかりました。認知症サポーターは、養成講座の受講者は増えたものの、実際に認知症の人や家族のサポート活動をする人は、さほど増えていないこともわかってきました。

厚生労働省は、住み慣れた地域で最期まで自分らしく暮らせるように、さまざまな支援やサービスを提供する「地域包括ケアシステム」の構築に力を入れてきました。けれども、認知症の人に対しては、どのようなサポートをすればいいいか、よくわからないのが現状です。

医療では、副作用の割に効果が低いとの理由で、アリセプトなどの認知症薬の保険適用廃止が、ヨーロッパで始まりました。認知症の根本治療薬は、いつできるのか目処《めど》も立っていませんし、生活改善やサプリメント、訓練などで認知症を治すこともできません。

このような、いわば手詰まりの状況の中で、最後の砦《とりで》は認知症ケアです。認知症になっても自分らしく幸せに暮らすには、ケアの質を高め、ケアをよりよいものにしていくことが、現状ではほとんど唯一の方法だと言ってもいいでしょう。

そして、ケアの質を高めるには、認知症の人とのコミュニケーションがとても重要です。認知症とは、端的に言えば、認知機能の低下によって「日常生活に支障が出た状態」であり、日常生活はコミュニケーションによって成り立っているからです。

しかし、認知症の人とのコミュニケーションはうまくいかないことが多く、認知症の人の日常生活は不如意《ふにょい》なことだらけ。しかも、会話が成り立たないことによって、認知症の人はどんどん孤独になっていきます。

つまり認知症ケアでは、いかにコミュニケーションを図るかが、とても重要です。私たちが認知症ならではの会話の特徴を知り、その特徴に合った会話を心がけてコミュニケーションを図れば、認知症の人の孤独感や疎外感が緩和されて、生活もずっとスムーズになるはずです。

たとえば、学生たちはグループホームに通ううちに、最近の出来事を尋ねなくなりました。その代わり、「子どもの頃は何が得意でしたか?」とか、「お正月には何をして遊びましたか?」などと尋ね、お年寄りと会話できるようになりました。

お年寄りの方も、楽しそうに昔の思い出を語ってくれます。学生たちと話をした、という事実はじきに忘れてしまいますが、楽しい気持ち、いい気分は残るのでしょう。話をした日は、普段ならば「家に帰る」と言ってそわそわし出す時刻になっても、落ち着いて過ごすことが多いそうです。

認知症を知ることで、将来の自分を知る

では、どうすれば認知症の人ならではの会話の特徴を知り、コミュニケーションを図ることができるでしょうか。認知症の人の心を知り、喜びを分かち合い、日常生活を穏やかに、

スムーズにすることができるでしょうか？

本書では、それをあなたと一緒に探っていきたいと思います。なぜならば、認知症の人を知ることは、将来の自分を知ることでもあるからです。

認知症の高齢者（65歳以上）は、厚生労働省の調査によれば、２０１２年には４６２万人でしたが、団塊の世代が全員後期高齢者（75歳以上）になる２０２５年には、約７００万人になると推計されています。これは、65歳以上の人の５人に１人の割合です。

さらに、85歳以上では、55パーセントの人が認知症になる、との推計もあります。

誰もが認知症になる可能性があり、誰もが認知症の人を介護する可能性があるのです。

そこで、まず**第1章**では、私たちの最新の研究成果に基づいた「日常会話式認知機能評価ＣＡＮＤｙ（キャンディ）」をご紹介し、認知症になると現れる会話の特徴について考えます。

「ＣＡＮＤｙ」は、もともと認知症のスクリーニング（ふるい分け）テストとして作ったものので、指標となっているものは「会話の特徴」です。したがって、「ＣＡＮＤｙ」を実施することで、その人の認知症のレベルと会話の特徴が同時にわかります。

また、「ＣＡＮＤｙ」を実施する際には、具体的にどのような言葉をかければいいのか、返ってきた答えの背後にどのような心理があるのかについても述べます。

そして**第2章**では、コミュニケーションが取りにくくなる重要な原因の一つでありながら、周囲が気づきにくい「社会的認知」の低下について考えます。ここで言う社会的認知とは、相手の表情や言葉、身振りなどから心の中を推察し、その場に合った適切な行動をとる能力をさします。

さらに**第3章**で、記憶や注意の仕組み、認知症を引き起こす代表的な病気、軽度認知障がい、認知症予防などについても、最新情報をもとに述べます。

その上で、**第4章**では、認知症になると直面する苦悩について考えます。自分が自分でなくなっていくとは、どういうことなのか。日常生活ができないとは、どういうことなのか。自分だけが別の世界に生きるとは、どういうことなのか。そのような苦しみについて、事例を挙げながら考えていきます。

最後に**第5章**では、それらの苦しみや生活の障がいを、多少なりとも軽くするにはどうすればいいのか、よりよい関係を築くにはどうすればいいかを探ります。

「認知症になって記憶が失われても、心が失われるわけではない」とは、よく聞くフレーズです。では、その「心」とは、一体どのようなものなのでしょうか？　それを本書では、できる限り具体的に示したいと考えています。心の内を知り、その人の内なる世界を尊重することが、認知症の本質である「生活の障がい」と「孤独」の軽減につながり、幸福につながると信じるからです。

認知症になっても、そうでなくても、みんなが幸せな老いを生きられること、つまり「ハッピー・エイジング」が、私の研究の最大の目的です。本書があなたと、あなたの周りの人たちのハッピー・エイジングを実現する、ささやかではあっても新たな手がかりになれば、これほど嬉しいことはありません。

なお、本書に掲載した事例はすべて実例に基づいていますが、個人を特定できないように属性を変えたり、複数の実例を一つにまとめたりしていることを、あらかじめお断りしておきます。

認知症の人の心の中はどうなっているのか？

――目次

企画・構成　佐々木とく子

第1章　認知症の人との「会話」を取り戻す

（1）「CANDy（キャンディ）」で、日常会話からその人を知る

①認知症になると、会話がすれ違っていく

あなたは、お年寄りと会話をしたことがあるでしょうか？　ご両親でも、親戚のおじさんおばさんでも、近所のご老人でも結構です。その際に、なんとなく「話が噛《か》み合わないなあ」と、思ったことはありませんか。たとえば、こんな風にです。

A：ご機嫌いかがですか？
B：うちの孫がこの前結婚してね、もうすぐ子どもも生まれるの。ひ孫が生まれるんだよ。あなたはお子さんいるの？
A：はい、１人います。２歳の女の子です。

B：ああ、それはいい。かわいいでしょ。
〈しばらくBさんの家族の話〉
B：あなたのところは、子どもが1人いるって言ってたね、まだ小さいんでしょ。保育所、学校？
A：保育所ですよ、2歳なので。
B：ああ、2歳って言ったのかな。かわいい時期だね。もうしゃべるの？
A：けっこうしゃべっていますよ。まだはっきり聞き取れない言葉もありますけど。
B：その頃がかわいいときだわよ。男の子だったかな、女の子だったかな。
A：女の子です。
B：それはいいね。女の子はよくしゃべってくれるから。

Aさんは介護職員、Bさんは80代の女性です。

「2歳の女の子が1人いる」というAさんの返事を、Bさんはよく覚えていません。そこで、さりげなく会話の中に質問を紛《まぎ》れ込ませて、記憶を補っています。ぼんやり話していると、なんとなく「話が噛み合っていない」と思うだけかもしれませんが、注意深く聞くと「一度伝えたことや説明したことを再び尋ねてくる」という、認知症の人の会話の特徴が現れていることがわかります。

じつは、これから述べる「日常会話式認知機能評価ＣＡＮＤｙ」（日常会話によって認知機能を評価する方法）では、Ｂさんは30点中21点でした。「ＣＡＮＤｙ」は６点以上が認知症の疑いありで、点数が高くなるほど重いため、Ｂさんは認知症がかなり進んでいる可能性があるのです。

もう一つ例を挙げましょう。Ａさんは介護職員、Ｃさんは90代の女性です。

Ａ：農業をしていらしたんですか。どんなものを育てていらっしゃいましたか？
Ｃ：そうねえ、わりとなんでも。
Ａ：主に野菜ですか？
Ｃ：野菜はだいたいなんでもあったわね。
Ａ：いくつか具体的に教えていただけませんか？
Ｃ：いくつかって……。種類が多いからねえ。
Ａ：たとえばですけど、大根とか、名前を挙げてもらえませんか？

Ｃ：うんうん、大根も作ったね。大根と……、それ以外にもだいたいの野菜は作った。
Ａ：赤い野菜はありましたか？
Ｃ：赤い野菜、赤い野菜……。あるにはありましたよ。あったけど、すぐに言われてもだいぶ前のことだから、すぐには思い浮かばないわ。でも、赤いのも青いのもいろいろあったには違いないわね。学校から帰ったら、すぐに親が田んぼ手伝えって言うでしょ。収穫したものを洗ったり、干したり、とにかく暇なんかなかったわよね。

Ａさんは、どんな野菜を作っていたか、ヒントを出しながらその種類を何度も尋ねますが、Ｃさんは答えることができません。

会話のこの部分だけを見ると、Ｃさんの方がＢさんよりも重度のように思えますが、Ｃさんは「ＣＡＮＤｙ」が19点で、21点のＢさんよりもほんの少し軽いという結果でした。「ＣＡＮＤｙ」は、ここに記した会話だけで認知症かどうかを評価するわけではなく、30分程度の会話をしてから評価しますから、会話のほかの部分では、Ｂさんの方が噛み合わない点が多かったのでしょう。

またＣさんは、認知症かどうかを見るためによく使われるテスト「ＭＭＳＥ（Mini

Mental State Examination)」では、「認知症ではない」範囲にギリギリですが入っていましたし、問題となる行動などもありませんでした。そのため介護の現場では、認知症だとは思われていなかったのです。

ところが、先に記した通り、会話がスムーズにできないのは明らかですし、「ＣＡＮＤｙ」の結果も19点ですから、認知症が進んでいると考えられます。

なんとなく「会話が噛み合わないなあ」と思っているだけで、それが認知症によるものだと周囲が気づかないと、適切なサポートをすることができません。その結果、認知症の人の生活の障がいや孤独感が、どんどん大きくなってしまいます。

けれども、「ＣＡＮＤｙ」によって、認知症の疑いがあることや、その人の会話の特徴がわかれば、よりスムーズにコミュニケーションを取れるようになり、生活の障がいや孤独感の改善につながります。

たとえばＢさんの場合は、一度に伝える情報を１つにして、会話の間、それを覚えていられるようにしました。「あなたはお子さんいるの?」と尋ねられたら、「１人います。２歳の女の子です」と、一度に３つの情報を伝えるのではなく、「１人います」と答えるのです。

そうすることで、会話がスムーズに続くようになりました。

Ｃさんの場合は、何かを思い出してもらおうとすると、うまく思い出せないために、会話への意欲が低下してしまいます。

そこで、こちらからＣさんが興味のありそうな時事ニュースや季節の話題などを出し、それに応じてもらうようにしました。すると、意見や感想を自分から述べて、会話を楽しめるようになりました。

②「ＣＡＮＤｙ」とは何か――「会話」によって認知機能を評価する

「ＣＡＮＤｙ（キャンディ）」は、２０１６年に私たちの研究グループが開発した、日常会話によって認知機能を評価する方法（尺度）です。

なぜ日常会話に注目したかというと、認知症になると会話がうまくできなくなっていくからです。具体的には、尋ねられても正確なことが思い出せない、詳細が不明瞭、反応が遅い、質問の表面的な意味だけを捉えて答える、等々の特徴が現れてくるのです。

そのため、医療や介護の現場では、会話をすると認知症かどうか予測がつくことが、経験的に知られていました。しかし、どのような特徴がどれくらい出現すれば認知症なのか、日常会話から特徴を抽出して数値化した指標などはありませんでした。

そこで、私たちが「日常会話式認知機能評価　ＣＡＮＤｙ（Conversational Assessment of Neurocognitive Dysfunction）」を開発したのですが、その根底には、認知症の人の会話の特徴を知ることが、認知症ケアにとってとても重要だという認識があります。

たとえば、認知症になると婉曲な言い回しや比喩などが理解できず、自分でも使えなくなります。そのため、相手がやんわりと言ったことは理解できず、自分がしてほしいことはストレートに言ってしまいます。

すると、「こちらの言うことは聞いてくれないのに、自分がしてほしいことだけ言う、自分勝手な人」と誤解されて、介護する人との関係が悪化することがあるのです。そうなれば、認知症の人の生活はますます困難になり、孤独感も募《つの》ります。

けれども、介護する人がこのことを知っていれば、認知症の人が自分勝手なわけではないとわかります。日常生活は会話と密接に関連していますから、会話がうまくいかないと日常生活もうまくいかないのです。

また、認知症の人は複雑な会話が理解できなかったり、どうしたいか尋ねられても判断できなかったりするため、何を聞かれても「はい」と答えたり、黙りがちになったりします。すると周囲は、「どうせわからないのだろう」とか、「会話ができないのだろう」と思い、話しかけなくなっていきます。いわば、認知症の人の心の扉を外から閉めてしまうわけで、こうなると会話はほとんどなくなります。

ところが、傾聴ボランティアなど、訓練を積んだ人が話しかけると、とてもたくさん話をして、周囲が驚くことがあります。話したくないとか、何もわからないとかいうわけではないのです。

さらに、認知症の状態は変化します。徐々に進行して重くなっていくのが一般的ですが、進行の仕方や現れる症状は人によって異なります。しかし、いったん認知症と診断されると、認知機能検査を再び受けることはほとんどありません。

そのため、認知症の人の能力を実際よりも高く評価したり、低く評価したりしてしまうことがよくあります。つまり周囲は、その人の今の認知機能がどのような状態かを正確に把握しないまま、接したり介護したりしていることが多いのです。

このような状況に陥ることなく、今のその人に合った接し方や援助をするには、認知症の状態をきちんと把握する必要があります。また認知症による生活の障がいや孤独を緩和するには、相手の心に目を向け、思いを知る必要があります。

そのための重要な手がかりが会話であり、会話によって認知症の人を知るための、そして会話を増やすためのツールが、「ＣＡＮＤｙ」なのです。

③「ＣＡＮＤｙ」の使い方と評価法

では、実際にどのように「ＣＡＮＤｙ」を使うかを、ご紹介しましょう。「ＣＡＮＤｙ」は、経験の浅い介護職員や家族でも使えて、評価される人の負担にもならないように作られています。

左ページの表に示した、認知症になるとよく見られる会話の特徴15項目をチェックすることで、認知機能を評価します（表1‐1「日常会話式認知機能評価　ＣＡＮＤｙ」）。

認知症の人が身近にいる人は、「そういえばこんな感じだ」と、思い当たることがあるのではないでしょうか。15項目それぞれの特徴をチェックするために、具体的にどのような会

表1-1 「日常会話式認知機能評価 CANDy（キャンディ）」

※評価は30分以上の会話を想定して行ってください。
　複数回の会話時間の合計が30分以上でも構いません。

頻度の目安

見られることがある…1～2回、もしくは注意深く聞くと気づくことがある

よく見られる…3回以上、もしくは会話するたびに見られる、この特徴のために、会話の流れが頻繁に途切れる

項目番号	分類番号	評価項目	まったく見られない	見られることがある	よく見られる
1	1-1	会話中に同じことを繰り返し質問してくる（物忘れの有無や程度の評価）	0	1	2
2	1-2	話している相手に対する理解が曖昧である（人物の認識の評価）	0	1	2
3	1-3	どのような話をしても関心を示さない（物事への関心の評価）	0	1	2
4	2-1	会話の内容に広がりがない（思考の生産性や柔軟評価）	0	1	2
5	2-2	質問をしても答えられず、ごまかしたり、はぐらかしたりする（取り繕いの有無や程度の評価）	0	1	2
6	2-3	話が続かない（注意の持続力の評価）	0	1	2
7	3-1	話を早く終わらせたいような印象を受ける（会話に対する意欲の評価）	0	1	2
8	3-2	会話の内容が漠然としていて具体性がない（会話の表現力の評価）	0	1	2
9	3-3	平易な言葉に言い換えて話さないと伝わらないことがある（言葉の意味理解の評価）	0	1	2
10	4-1	話がまわりくどい（論理的に話をする力の評価）	0	1	2
11	4-2	最近の時事ニュースの話題を理解していない（社会的な出来事の記憶や関心の有無の評価）	0	1	2
12	4-3	今の時間（時刻）や日付、季節などがわかっていない（時間の流れの理解の評価）	0	1	2
13	5-1	先の予定がわからない（予定に関する記憶の評価）	0	1	2
14	5-2	会話量に比べて情報量が少ない（語彙力や言葉の検索能力の評価）	0	1	2
15	5-3	話がどんどんそれて、違う話になってしまう（話の内容を整理する力の評価）	0	1	2
		合計得点			

話をすればいいかは、次項④で述べます。

15項目をチェックするための会話は、30分以上かけて行います。あまり短い時間では、会話の特徴を把握するのが難しいからです。

ただし、一気に15項目すべてをチェックする必要はなく、複数回に分けて行ってもかまいません。その場合は、複数回の会話の合計が30分以上になれば結構です。

また、評価する人が、対象となる人と日常的によく会話を交わしている場合は、日頃の会話の印象で評価してもかまいません。

一つひとつの項目の採点方法は、以下の通りです。

まったく見られない（0点）：30分程度の会話の中に、そのような特徴が一度も見られない。

見られることがある（1点）：30分程度の会話の中に、1～2回見られる。または、注意深く聞くと気づくことがある。

よく見られる（2点）：30分程度の会話の中に、3回以上見られる。または、会話するたびに見られる。あるいは、この特徴のために会話の流れが頻繁《ひんぱん》に途切れる。

判定は、15項目の合計点が、６点以上の場合に、認知症の疑いがあるとします。「ＣＡＮＤｙ」はスクリーニング（ふるい分け）テストですから、診断を確定するには、画像検査も含めた専門医による詳しい検査が必要です。

また、「ＣＡＮＤｙ」は１回実施したら終わりではなく、３か月から半年に１回ぐらいずつ、定期的に実施してください。合計点の変化によって、認知機能がどの程度変化したかがわかります。

さらに、どの項目の点数が増えたかを見ることで、会話の特徴や症状がどう変わったかがわかります。過去の状態ではなく、今の状態を把握することで、その人に本当に適した会話や援助ができるのです。

④「CANDy」で、会話の特徴と生活を知る

15項目それぞれの特徴をチェックするために、具体的にどのような会話をすればいいかを見ていきましょう。

会話は、基本的にはどのような内容でもいいのですが、その人の内面を理解するための手がかりになるような内容であれば、今後の接し方や介護の仕方に活かすことができます。

そこで、会話例では、15のチェック項目を、便宜上3つずつセットにして、以下のような内容にしています。

◇**分類1（項目1〜3）**：会話全体を通じての特徴に関すること。
◇**分類2（項目4〜6）**：親、兄弟姉妹、配偶者、子や孫など、家族に関すること。
◇**分類3（項目7〜9）**：食欲や睡眠など、身体状況に関すること。
◇**分類4（項目10〜12）**：趣味や最近の出来事など、興味や関心に関すること。
◇**分類5（項目13〜15）**：日常生活や今後の予定など、一日の過ごし方に関すること。

以下は、項目別の会話例です。家庭で行う場合を想定して、公式マニュアルの会話例を多少アレンジしてあります。家庭では、これらを参考にして会話してみてください。

慣れてきたら、会話例にとらわれず、臨機応変に会話していただくといいでしょう。

介護・医療などの専門職の方は、次のURLから公式マニュアルをダウンロードしてください。無料です。なお、公式マニュアルは専門職の方でなくてもダウンロードできます。

http://cocolomi.net/candy/howtouse/　（または、「日常会話式認知機能評価」で検索）

◇分類1：会話全体を通じての特徴に関すること。

（＊会話全体を通じて、以下のような特徴があるかどうかをチェックしてください）

1　会話中に同じことを繰り返し質問してくる。

（物忘れの有無や程度を見るための項目）

・「ご飯はまだ？」「夕ご飯は6時ですよ」……（ほかの話）……「ご飯はまだ？」

・「お財布はどこ？」「引き出しの中にあるでしょ」……（ほかの話）……「お財布はど

こ?」

・「病院に連れて行ってくれるんだよね?」「連れて行きますよ」……(ほかの話)……「病院に連れて行ってくれるんだよね?」

などと、同じ質問を何度も繰り返す。

2　話している相手に対する理解が曖昧《あいまい》である。

(人物を認識できているかどうかを見るための項目)

・孫を「息子」や「娘」と言う。

・家族や介護職員など、よく知っているはずの人に「どなたでしたっけ」「どちら様ですか」などと尋ねる。

・自己紹介したにもかかわらず、「あなたは役所の人?」などと尋ねる。

・介護職員を「先生」と呼ぶ、など。

3　どのような話をしても関心を示さない。

(物事への関心の有無や程度を見るための項目)

・「これは好き?」「一緒に散歩に行こうか」「今日はお誕生日だね」「タオル畳みを手伝ってちょうだい」など、どんなことを言っても「そうね」「わからない」「はい」などの短い返事だけで終わってしまう。
・もしくは、返事がなく無言。

◇分類２：親、兄弟姉妹、配偶者、子や孫など、家族に関すること。

4　会話の内容に広がりがない。

（思考の生産性や柔軟性について見るための項目）

・「兄弟は何人だった?」「9人兄弟で、私は末っ子。うちは畑を耕してた。田んぼもやってた。野菜も米もなんでも作ってた」「子どもの頃は、お手伝いもしたの?」「うん、うちは9人兄弟で。私は末っ子で、畑をいつも手伝ってて。なんでも作ってた」などと、会話量は多くても内容に乏《とぼ》しい。質問を変えても、話す内容が同じ。

5　質問をしても答えられず、ごまかしたり、はぐらかしたりする。

（取り繕《つくろ》いの有無や程度を見るための項目）

・「孫は何人？」「ええと……、急に言われたらパッと出てこないわ」

・「おじさんはどこに住んでいるんだったかな？」「……そんなの、関係ない」

などと、答えをはぐらかす。質問をよく理解できていないと思われる場合は、言い方を変えて似たような質問をし、適切に答えられるかを見る。

6　話が続かない。

（会話に集中し続ける力の有無や程度を見るための項目）

・「実家は農家だったね」「そう」

・「お父さんとは、お見合い結婚だったよね」「うん」

・「孫が来ると嬉しい？」「ああ」

などと、尋ねたことに対する簡単な返事だけで、会話が続かない。本人から話題が広がることがない。

◇分類３：食欲や睡眠など、その人自身の身体状況に関すること。

7　話を早く終わらせたいような印象を受ける。

（会話をすることへの意欲の有無や程度を見るための項目）

・「身体の調子はどう?」「はい、ありがとう」
などと、答えになっていないのに、とりあえずお礼の言葉を言う。
・「食欲はある?」「そうね。もういい?」
などと、本人から会話を終わらせようとする発言がある。
・または、すぐに黙ったり、うつむいたりして、会話が続かない。
・自分の話したいことが終わるとそわそわする、など。

8　会話の内容が漠然としていて具体性がない。

（会話の表現力を見るための項目）

・「普段、何か運動はしている?」「まあ、いろいろ」「いろいろって?」「よく動くね」
などと、質問に対する答えが曖昧。本人の話を掘り下げて尋ねても、抽象的な答えしか返ってこない。

・または、理由を聞いても具体的に答えられない、など。

9 **平易な言葉に言い換えて話さないと伝わらないことがある。**

（言葉の意味をどの程度理解しているかを見るための項目）

・「睡眠は十分とれている?」「え?」「夜はよく眠れる?」「ああ、よく眠れるよ」

・「腰痛は治った?」「え?」「腰が痛いのは治った?」「まだ痛いよ」

などと、平易な言葉に言い換えないとうまく伝わらない。

◇分類4：趣味や最近の出来事など、興味や関心に関すること。

10 **話がまわりくどい。**

（論理的に話をする力を見るための項目）

・「お母さんは何が趣味なの?」「お母さんは若い頃、和裁や洋裁の学校に行っていてね。そこでいろいろ勉強したのよ。あなたたちの着る服やなんか、みんな作ってあげたでしょ。今でもちょっとしたものなら、みんな自分で作っちゃうけど。でも最近はすぐ買えるから、自分で作る人なんかいなくなっちゃったわよね。お母さんなんか、昨日も縫い物して、鞄《かばん》を作ってみたのよ」

などと、現在の趣味について答えるために、昔のことから説明し始める。

・または、詳しく説明しようとして前置きが長くなり、本題にたどり着くのに時間がかかる。

11　最近の時事ニュースの話題を理解していない。

（社会的な出来事に関する記憶や関心の有無を見るための項目）

・「最近テレビで、○○問題をずっとやっていたね」「そうか？　普段テレビ観ないし、全然わからないな」

・あるいは、「俺はそういうの興味ないから」などと、世間で話題になっているニュースに関心がない。

12　今の時間（時刻）や日付、季節などがわかっていない。

（時間の流れを理解しているかどうかを見るための項目）

・「最近、マッサージに行った？」「行った」「いつ行ったの？」「えーと、いつだったかな」

・あるいは、「今日が○日だから、マッサージに行ったのは……」などと、答えられない。

・「今日が○日だから」という日付が間違っている。

・日付について「わからなくても困らない」とはぐらかす。

・または、昼間なのに「もう朝だ」と言う、など。

◇分類５：日常生活や今後の予定など、一日の過ごし方に関すること。

13　先の予定がわからない。

（予定を記憶する力を見るための項目）

・「膝がまだ痛いんだったよね。今度はいつ病院に行くの？」「えーと、……今週は病院に行く日があったかな?」

などと、戸惑う。

・あるいは、「この前行ったのが水曜日だったから……」「お婆さんに任せているからわからない」などと、ある基準から予定を把握しようとして考え込む、わからないと答える。

・または、言い方を変えて同じ予定について聞いたとき、答えが変わる。

14

会話量に比べて情報量が少ない。

（語彙力や、言葉の検索能力を見るための項目。1つの話題だけでなく、会話全体から評価する）

・「普段は何をして過ごしているの?」「そうねえ。毎日忙しいのよ、ご飯の支度をしたり」「ほかには、どんなことをしているの?」「もう忙しくてね。いつもやることだらけで。毎日それだけで一日が過ぎちゃうのよ」

などと、本人は自主的に話すが、会話量に比べて情報量が乏しい。質問したことの一部に対する答えにしかなっていない。

15　話がどんどんそれて、違う話になってしまう。

（話の内容を整理する力を見るための項目）

・「普段は何をして過ごしているの？」「お友達の家におしゃべりしに行くことが多いわね。そういえば、この前お友達の家に行こうと歩いていたら、馴染みの魚屋さんとばったり会っちゃって。そのまま話し込んじゃって。そうしたら、そこの息子さんが結婚したんですって。◯◯ちゃんもそろそろ結婚の話とかないの？」などと、初めは質問に対する回答だったのが、話している間に別の話題に変わってしまう。

・あるいは、楽しい話をしていたと思ったら、急に心配事の話になるなど、話題が変化する。

・こちらの質問と本人の話の内容が著しく異なる、など。

会話のイメージをつかんでいただけたでしょうか？

「ＣＡＮＤｙ」を実施してみると、「あのときああいう反応をしたのは、このせいだったんだ」ということがわかると思います。それがわかった上で会話をすれば、相手の反応にイライラしたり、悲しんだりすることが減り、会話への負担感も減るはずです。

その結果、気軽に話しかけるようになり、認知症の人との日常会話が増えることを、「ＣＡＮＤｙ」は目指しています。

⑤会話から、その奥にある心を知る

ここではさらに、「ＣＡＮＤｙ」で返ってきた答えの奥に、どのような心理があるかを、いくつかの項目（**項目1、2、3、5、7、11、12**）を取り上げて、考えてみましょう。

認知症の人が、なぜそのようなことを言うのか、心の動きを考えることで、周囲の人がどう対応すればいいかが見えてきます。

まず、**項目1「会話中に同じことを繰り返し質問してくる」**です。

会話例では、「ご飯はまだ？」「お財布はどこ？」「病院に連れて行ってくれるんだよね？」と、繰り返し尋ねています。

同じことを何度も聞かれると、ついイライラして「何度言ったらわかるんだよ!」とか、「さっきも言ったでしょ!」などと答えてしまいがちですが、これはよくありません。これらの言葉は、「あなたの問いには答えない」という意味であり、拒絶の意思表示だからです。

何度も同じことを尋ねるのは、それがその人にとってとても大事なことであり、気になっているからです。

ところが、認知症になって物事を記憶する力（記銘力）が衰えると、自分がさっき同じことを尋ねたという事実を、覚えていません。大事なことだから気になっているのに、どうなっているかわからないから、不安になって尋ねる。この繰り返しです。

したがって、このような場合は、何度でも繰り返し問いに答えて、安心してもらうのが基本です。

とはいえ、永遠に続くかと思えるような問いに、根気よく答え続けることはなかなかできません。そこで、繰り返しに終止符を打つためによく採られるのが、その人の好きな物事で気をそらす方法です。

日頃から、その人が何が好きか――花が好き、甘いものが好き、歌が好き、といったことを把握しておき、「一緒に花の手入れをしましょう」などと誘うのです。

また、もう少し根本的な解決策としては、どのタイミングで不安になるかを見極め、その前に気持ちをポジティブにしておく、という方法があります。

夕方になるとそわそわして同じことを繰り返し言うのであれば、その前にその人の好きなことをしたり、会話をしたりして、気持ちをポジティブにしておくと、夕食まで落ち着いて過ごせることが多くなります。

認知症になると、記憶や見当識《けんとうしき》（時間、場所、人の認識）の低下によって、現実認識が曖昧になります。自分がどのような状況にあるのかよくわからず、不安が強くなるのです。したがって、不安を取り除き、安心できるようにすることが非常に重要です。

項目２「話している相手に対する理解が曖昧である」は、相手が誰なのかよくわからない、という意味です。

私たちが、目の前にいる人が「○○さんだ」とわかるのは、今見ている人を、記憶の中にある人と照合し、それが一致したからです。

ところが、認知症になると、新しいことを覚えにくくなるため、最近出会った人を記憶していないことが往々にしてあります。介護職員や役所の人に向かって「どなたでしたっけ?」と尋ねたり、「先生」と言ったりするのは、そのためです。

なぜ「先生」と呼ぶかといえば、話の中身や見た目から想像して、ということもありますが、知らない相手に失礼のないように、とりあえず先生と呼ぶ、ということもあるようです。

では、相手がこちらを誰かわかっていないようだと気づいたら、どうすればいいでしょうか? 誰かわからないということは、相手にとっては「知らない人」だということです。

もしも、知らない人が親しげに話しかけてきたら、多くの人は「この人は一体どういう人だろう」と、心配したり警戒したりするのではないでしょうか。認知症の人も同じです。というよりも、不安が強い分、より一層、警戒するはずです。そして、「あなたは誰?」と繰り返し尋ねるのです。

したがって、警戒心を解いてこちらを信頼してもらうために、まずは笑顔で接することが大事です。真顔は、認知症の人には怒っているように見えるため、よくありません。その上で、自分が何者で、何のためにここにいるのかを、繰り返し説明します。

認知症が重くなると、子どもや配偶者など、昔からよく知っている人がわからなくなることもあります。親や配偶者に「どちら様ですか?」などと言われると、とても悲しくなりますが、それはあなたの存在が記憶から消えてしまったからではありません。記憶の中のあなたと、今のあなたを照合できないのです。

そのようなときは、たとえば「あのときは一緒に苦労したね」とか、「お祭りに行って楽しかったね」などと思い出話をしてみると、徐々にあなたが誰かわかるようになるかもしれません。

悲しみのあまり、「夫を忘れたのか！」と怒りをぶつけたり、「俺は先生じゃない！」と否定したりするのは逆効果。ますます不安が募って、心を閉ざしてしまいます。

項目3「どのような話をしても関心を示さない」とは、何かを尋ねても返事が返ってこなかったり、その人が楽しめそうなことを提案しても、「わかりません」「そうですか」などの短い返事だけで終わってしまう場合です。

このような場合は、話の内容が複雑で理解できない、一つのことに集中できない、不安が強くほかのことに関心が向かないなど、いくつかの理由が考えられます。

話の内容が複雑で理解できない場合は、一度に話すことを1つにする、平易な言葉に言い換える、といった方法で解決できることがあります。

集中できない場合は、その人が集中できること、すなわち興味を持つことは何かを知り、その話題を振ることで解決できることがあります。

不安が強くほかのことに関心が向かない場合は、やはりポジティブな気持ちになって安心できるようにすることが大事です。

とはいえ、花や甘いものや歌など、その人の好きなことにも関心が向かないわけです。このような場合は、子どもの頃の楽しかったことや学校で得意だったこと、現役時代の手柄話など、自分のことを話してもらって、「頑張ったね」「ありがとう」「すごいね」などと、はっきりわかる言葉でほめたり感謝したりするといいでしょう。人は誰でも自分にいちばん関心がありますし、ほめられたり感謝されたりすると自己肯定感が高まって、ポジティブな気持ちになるからです。

ただ、放っておいてもスラスラ話せるわけではありませんから、こちらが「あのときはどうだったの?」などと水を向けて、話しやすいようにするのがポイントです。

項目5「質問をしても答えられず、ごまかしたり、はぐらかしたりする」は、認知症の中でも特にアルツハイマー型によく見られる、「取り繕い」と呼ばれる症状です。

話の内容が理解できなかったり、判断力が落ちていたりして、聞かれたことに答えられないのですが、相手を不快にしない方がいいとか、会話を打ち切らない方がいいという気持ちが働くために、その場をごまかします。話をしたくないわけではないのです。

その一方で、相手の期待に応えられていないことも感じていて、なんとなく居心地の悪い思いもしています。そのため、ごまかしたりはぐらかしたりすることが何度も重なると、やがて会話自体を拒《こば》むようになってしまいます。私たちも、一緒にいても話が続かない人や、緊張したり居心地が悪かったりする人とは、できるだけ会いたくないと思いますが、それと同じです。

そのような事態を避けるには、取り繕いをしなくても済むように配慮することが大事です。たとえば、一度に言うことを１つにしたり、平易な言葉を使うことなどもそうですし、質問をする場合には、抽象的な質問をしないといったこともそうです。

さらに絵や写真、品物など、目に見えるものの助けを借りて話すことも有効です。言葉だけで行う会話は抽象的であり、認知症が重くなると理解するのが難しいからです。

項目７「話を早く終わらせたいような印象を受ける」は、言い換えれば、相手との関係を断ち切りたいということです。

なぜ関係を断ち切りたいかといえば、接触していることがストレスだからです。相手と自分との関係がわからない、相手が信頼できる人かどうかわからない。あるいは、何を言われたのかわからない、どう答えたらいいのかわからない。このような状況では、何を話したらいいかわからず、早くその場を逃れたいと思うのが普通ではないでしょうか。

また、認知症の人は、話の内容が理解できない、言いたいことがうまく言葉にならないなどの理由で、どうしても発言が少なく、こちらが一方的にしゃべってしまいがちです。

しかし、会話の満足感とは、聞く側の満足感ではなく、話す側の満足感です。友達と会っていても、相手が自分のことばかりしゃべって、こちらの話を全然聞いてくれなかったら、楽しくありません。それと同じで、相手の話すことを聞くばかりでは、認知症の人も楽しくないのです。

したがって、まずは自分が何者かを伝えたり、わかりやすい言葉を使ったりして認知症の人のストレスを軽減し、安心できるようにする。

その上で、相手が話しやすい話題を選び、水を向けて発言を引き出し、その場にいるのが楽しいと感じられるようにするといいでしょう。

項目11「最近の時事ニュースの話題を理解していない」は、記憶していない、または社会的な出来事への関心が薄れている状態です。

私たちが生活していく上での情報は、大きく3つに分類されます。

1つ目は、自分の目で直接見られる範囲の情報。家族や学校、介護施設や役場、商店街などからの情報です。

2つ目は、見ることはできないけれど、直接自分に関係してくる情報。自治体や国の制度や政策などです。

3つ目は、新聞やテレビを通して知る社会の情報。たとえば、遠いところで土砂災害があったというような、直接自分には関係のない情報です。

ただし、土砂災害があったと聞けば、「この辺は大丈夫だろうか？」と心配になるなど、この3つは互いに関連し合っているため、区別して考えることはほとんどありません。

けれども認知症になって、複雑なことが理解できなくなってくると、自分との関係が遠い情報には徐々に関心が薄れていきます。おそらく自分の身を守るためだと思いますが、最後まで残るのは身の回りの情報、直接自分に関係する情報への関心です。

同様に、楽しみに関しても、複雑な楽しみには関心が向かなくなっていきます。たとえば、食べることは最後まで残る楽しみの一つですが、フランス料理とかエスニック料理といった複雑な食べ物への関心は、徐々に薄れていきます。

身近にあってわかりやすいもの、単純な味でおいしいと感じられるもの、甘い饅頭《まんじゅう》や餅などが、最後まで楽しみとして残ります。

つまり、自分が関わっていて、わかりやすく、直接感じられることには関心が向くけれど、そうでないことには徐々に関心が薄れていくのです。

では、社会的な出来事にまったく関心が向かないかといえば、そうとも言えません。その出来事が自分に関係ある場合には、関心が向く可能性もあります。

たとえば、昔、自分が震災に遭《あ》ったことがあれば、震災のニュースには関心が向くかもしれません。戦争体験があれば、遠い国の戦闘にも関心が向くかもしれません。

人がいかに自分に関心があるかということを示す、よく知られた心理学の実験があります。ある風景を記憶する際に、風景だけを記憶した場合と、その風景の中に自分がたたずんでいたり、歩いていたりするシーンとして記憶した場合とでは、自分がいるシーンの方が強く記憶に残るのです。

試しに、海辺に夕日が沈んでいくシーンを想像してみてください。単にその風景をイメージするよりも、海辺に自分がたたずんで夕日を見ている場面をイメージした方が、印象が強くないでしょうか？

したがって、時事ニュースも、自分に関係のあることなら興味がある可能性があります。その人のそれまでの人生と照らし合わせて、「興味があるかもしれない」と思えるニュースがあったときには、それについて話を向けてみると、自分の体験を話してくれるかもしれません。

項目12「今の時間（時刻）や日付、季節などがわかっていない」は、時間・場所・人の認識（見当識）に障がいがある状態です。

昼なのに「もう朝だ」と言ったり、秋なのに夏だと言ったりすると、つい訂正してしまいがちですが、これをされると認知症の人はとても傷つきます。

認知機能検査を受けると、時刻や季節を尋ねられますが、これも非常に傷つきます。したがって、「ＣＡＮＤｙ」を実施する際にも、ストレートに「今はいつ？」などと聞かないように気をつけてください。

今がいつかわかっていない場合は、それを尋ねないこと、今がいつかわからなくても支障のない話をすることが大事です。

「はじめに」でも述べましたが、「お正月は家に帰ったんですか」ではなく、「子どもの頃、お正月には何をして遊びましたか」と話しかけるといいでしょう。

今がいつかを把握する必要がある場合には、「今4時だから、あと30分したら帰りますね」「洗濯物を干したら、病院に行きます」というように、こちらから言います。


認知症になると「認知資源」が減っていきます。すると、健常者が7つ覚えられることを3つしか覚えられないとか、健常者が同時に3つできることを1つしかできないといった状態になり、非常にもどかしい思いをします。

このもどかしさを多少なりとも感じてもらうために、私がよくやるテストがあります。黄色で書いた「赤」という字や、黒で書いた「緑」という字など、別の色のついた色の漢字をいくつも見せて、素早くその字の色を答えてもらうというもので、ストループ効果という有名な心理学の実験です（**図1-1**参照、**口絵1**にカラー版も掲載）。

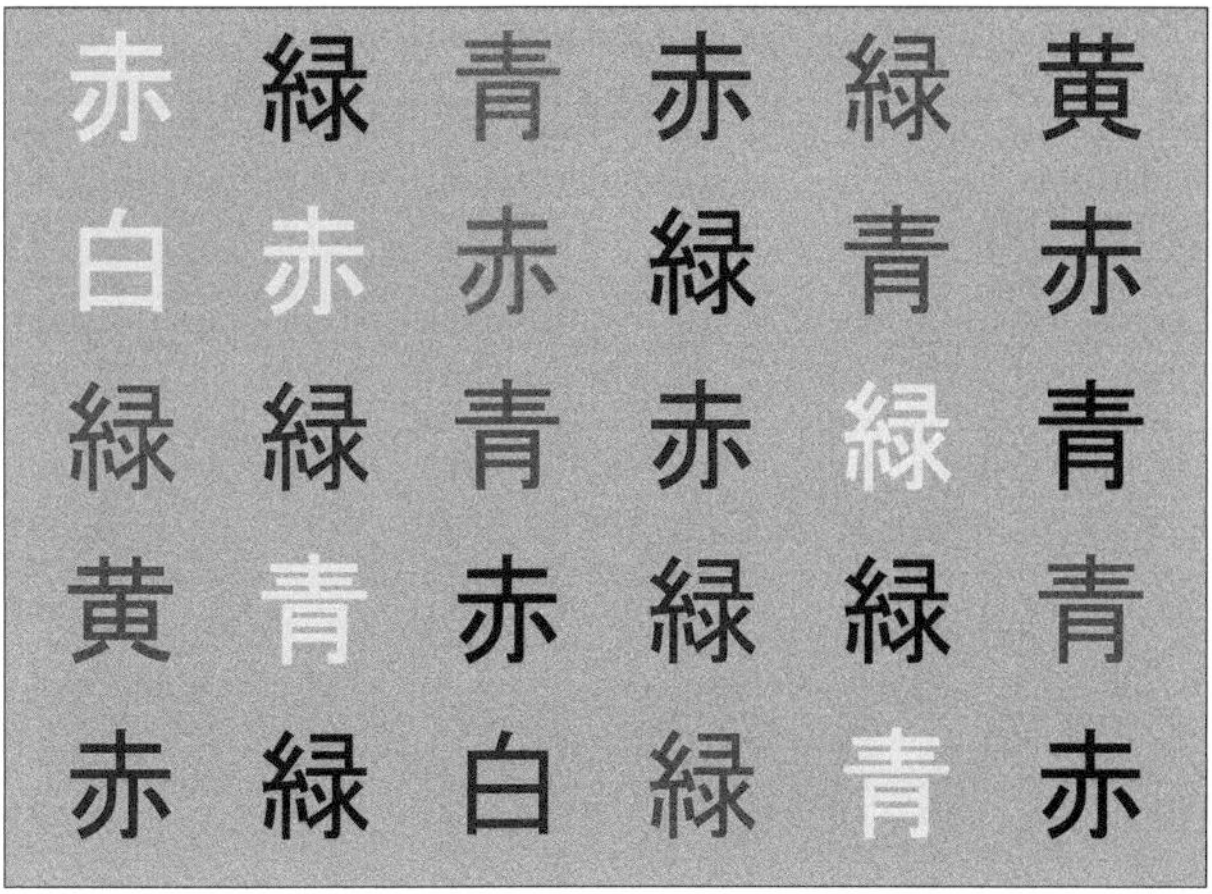

図1－1

赤という字を見て黄色、緑という字を見て黒などと、次々に答えなければならないのですが、これがなかなかうまくいきません。私たちは、文字を見ればそれを読むように自動的に認知機能が働きますから、その機能を抑制して別のことをするのが難しいのです。実際にやってみると、とてももどかしく、イライラします。

「認知症の人のもどかしい感じ、認知機能を資源いっぱいに使ってしまって、思い通りに認知機能が働かない状態とは、たとえばこのような感じです」と言ったところ、「じゃあ、これを練習して、認知症にならないようにしましょう」と言われたことがありますが、そういう話ではありません。認知症は、訓練して治るものではないのです。

認知症の人がとてももどかしい思いをしていることを知り、その世界を理解することが、コミュニケーションへの第一歩だということです。

(2) なぜ「CANDy」が必要だったのか

①人は知能を試されると、プライドが傷つく

ここで、私たちがなぜ「CANDy」(日常会話によって認知機能を評価する方法)を作ったか、その理由を少し補足しておきましょう。

現在、認知症のスクリーニング(ふるい分け)検査には、「MMSE」や「長谷川式認知症スケール」などが使われています。

「今日の日付は?」「100から7を引いてください。それから7を引くと?」「3つの言葉

を言いますので、言ってみてください。あとで聞くので覚えておいてください」といった検査項目を、見たり聞いたりしたことのある人もいるでしょう。

これらの検査は、高い信頼性や妥当性のあることが検証されていますが、問題もあります。それは、問いに正解・不正解があり、能力を試されていることがはっきりわかることです。そのため、検査そのものへの抵抗感や、正解できないことによる自尊心の低下、それらに伴う検査者への否定的な感情などが起こり、中には検査を拒否したり、怒り出したりする人もいます。

認知機能検査に対する苦痛の度合いの調査では、認知症の人の場合、重度の苦痛のある人が17パーセント、中等度の苦痛のある人が23パーセント、軽度の苦痛のある人が30パーセント。合計すると70パーセントもの人が、「苦痛がある」と答えているのです（**図1－2参照**）。

同様の認知機能検査は、運転免許の更新時にも行われています。

２０１７年に道路交通法が一部改正され、75歳以上のドライバーは全員、運転免許更新時に認知機能検査を受けることになったためです。その日の日付や時刻を答えたり、絵を見て記憶し、あとでなんの絵だったかを答える、といった内容です。この検査で、「認知症のおそれがある」という結果が出た人は、後日医師による検査・診断を受けなければなりません。

これを受けて医療界では、「いきなり大勢の高齢者が専門医に診断を受けに来たら、きちんと対応できるのか」との危機感がありました。

ところが、心配したような事態には至りませんでした。というのも、実際には運転免許の書き換えをせずに、返納した人がかなり多かったようなのです。

この話をすると、大多数の人は「返納者が増えてよかった」と言います。あなたは、どう思いますか？

たしかに、ブレーキとアクセルの踏み間違いによる死亡事故など、認知症の人による重大事故を受けて、これまでさまざまな返納対策がとられましたが、効果が上がりませんでした。返納者が増えたのは、事故を防ぐという意味ではいいことでしょう。

けれども、なぜ、返納者が増えたのでしょうか。これまで頑《がん》として返納を受け付けなかった人が、なぜ返納したのでしょうか？

その理由は、認知機能検査の結果が悪かった場合には、必ず医師の診断を受けなければならないという、そのことが苦痛だったからではないでしょうか。中には専門医には診てもらわないで、かかりつけ医に相談した人も多かったようです。

図1-2　認知機能検査における苦痛

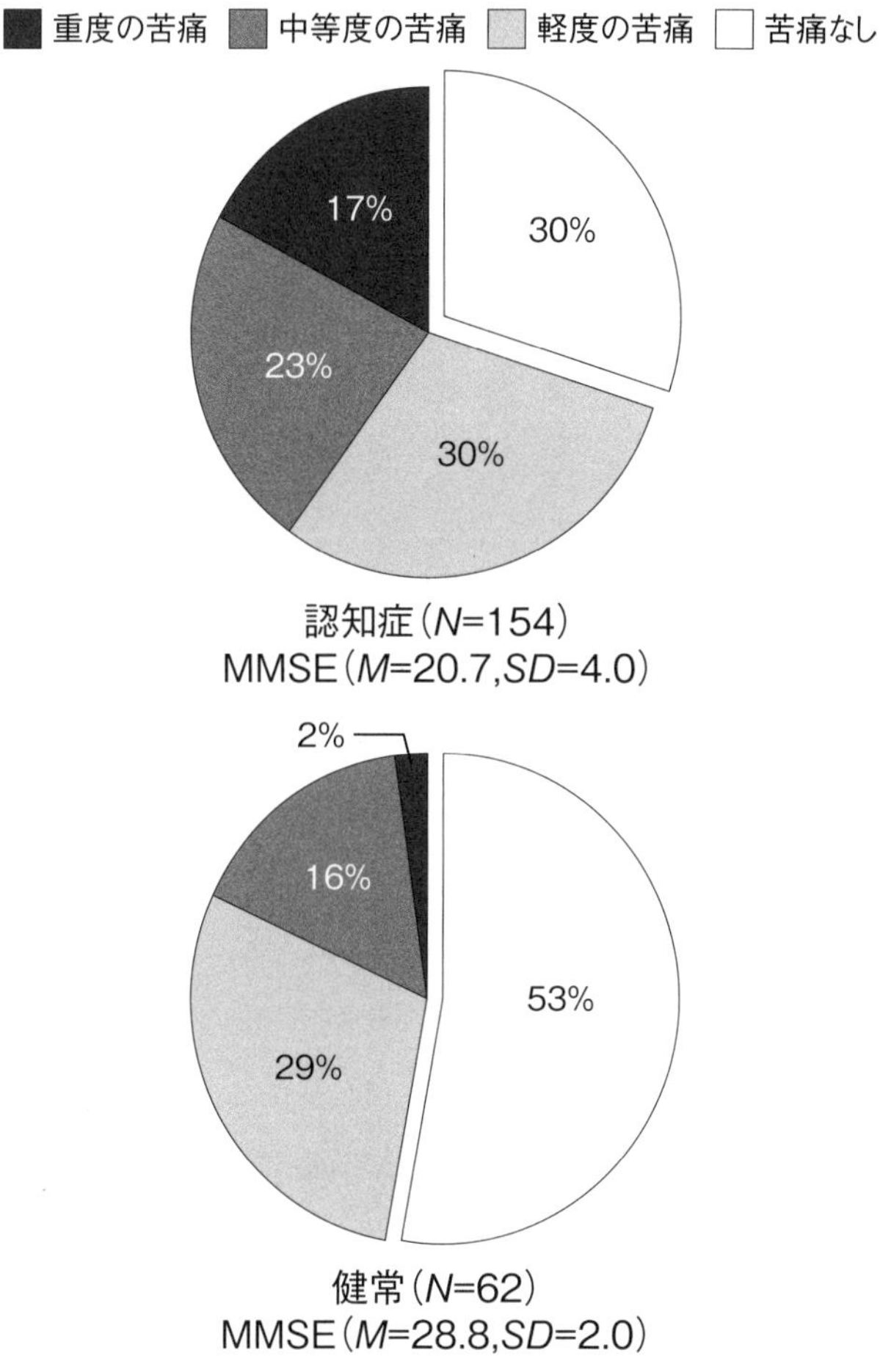

出典：Lai, J. M. et al. (2008)

免許更新時に傷ついたプライドが、専門医の診断によってさらに傷つき、ズタズタになってしまう。そんな事態を避けたいと思う気持ちは想像がつきます。あるいは家族が、受診に二の足を踏む本人を見て、チャンスとばかりに返納を勧める、といったケースもあったかもしれません。いずれにせよ、自分のプライドを守るために運転を諦めたとしたら、それは喜ぶべきことなのでしょうか。

自動車は、一人きりになれる場所であり、誰かと一緒に乗れば、その人とより親密になれる場所でもあります。さらに、自分の意思でどこにでも行けるという、自由の象徴でもあります。長年運転をしてきた人にとって自動車は、単なる移動手段ではないのです。

もちろん、危険な運転を放置していいというのではありません。しかし、特別な存在である自動車を、ギリギリのところでプライドを守るために、諦めざるを得なかった人がいることに、思いを馳《は》せてほしいのです。

話がそれました。これまでの認知機能検査は、受ける本人だけでなく、検査者にもストレスがかかります。検査者であっても、目の前にいる相手の能力を測ることには、少なからぬ抵抗感があるのです。

その上、検査される人が不快感や怒りをあらわにしたり、塞《ふさ》ぎ込んだり悲しんだりする様子を目《ま》の当たりにし、時には罵声《ばせい》を浴びせられたりもします。

家族も、「もしかしたら認知症ではないか」と、心配して検査に連れて行くのですが、本人の落ち込んだ様子を見れば「やめておけばよかった」と、自責の念に駆《か》られます。また、怒りの矛先を向けられることもあります。

本人にとっても、家族にとっても、検査者にとっても、つらい検査なのです。

とはいえ、その時点での認知機能を正しく把握することは重要です。では、どうするか？　正解・不正解がなく、抵抗感もない評価法を作れないだろうか。

そのような思いから生まれたのが、「ＣＡＮＤｙ」です。日常会話をするだけですから、「ＣＡＮＤｙ」には正解・不正解がなく、能力を評価されているという抵抗感もほとんどありません。

②脳の障がいと生活の障がいは直結しない

検査される人が抵抗感を抱かずに済むという意味では、画像検査もそうです。脳の画像検査は、正解・不正解がなく、能力を評価されているわけでもありません。

ただし、わかるのはあくまでも脳の状態です。脳のどこがどう変化しているかはわかりますが、それがどのような症状につながり、その症状によってどんな生活の障がいが生じるかはわかりません。脳の変化が同じ程度であっても、現れる症状や生活の障がいは人によって異なるのです。

血液や尿に含まれる特定の物質、バイオマーカーによって認知症かどうかを診断する方法も、実現すれば抵抗感なく検査ができます。アルツハイマー病を発症する前段階で血液中に現れる特殊なタンパク質をとらえられるようになったそうですから、バイオマーカーによる診断、しかも早期診断ができる日も近いでしょう。

しかし、これも画像検査と同様に、数値と生活の障がいが直結しません。「アルツハイマー病になる」という診断はできても、どのような症状が起こり、生活にどのような障がいが出るかは、その人しだいです。

したがって現状では、どんな症状が出ているかを診る「ＭＭＳＥ」のような神経心理学的検査を数種類と、脳の画像検査とを組み合わせて、認知症の診断を行っています。神経心理学とは、脳の構造と言語・行動・認知の関連を研究する学問です。

将来的にも、神経心理学的検査はなくならないだろうと言われています。ただし、今は認知症の〝診断〟を目的に神経心理学的検査が行われていますが、将来的には診断は画像やバイオマーカーで行い、神経心理学的検査は症状や生活の障がいを把握するために行われるようになると考えられます。

第2章　認知症の人のコミュニケーションの特徴を知る

（1）非言語（ノンバーバル）コミュニケーションからわかること

①言語コミュニケーションと、非言語コミュニケーションとは

第2章ではまず、そもそもコミュニケーションとは何かを、見ておきましょう。その上で、コミュニケーションが取りにくくなる重要な原因の一つでありながら、周囲が気づきにくい「社会的認知」の低下について考えます。

「CANDy」は、会話の特徴によって認知機能を評価します。基本的には、話された言葉の内容によって評価しますが、会話は言葉だけで成り立っているわけではありません。音声によるコミュニケーションには、言葉に加えて、「周辺言語（パラランゲージ）」と呼ばれる、声の高低や言葉の速度、アクセント、間や発言のタイミングなども含まれます。

さらに、音声以外のコミュニケーション手段──表情や視線、体の動きや相手との距離なども、会話に関わっています。

たとえば、「話している相手に対する理解が曖昧である」というチェック項目の場合。「この人は、私が誰なのかわからないんだな」ということは、「どちら様ですか?･」あるいは「先生」といった言葉からもわかりますが、自信のなさそうな声のトーンや泳ぐような視線、居心地の悪そうなモジモジした動きなどからもわかります。

つまり、認知症の人とのコミュニケーションでは、言葉以外のコミュニケーション手段の意味を理解し、その変化にも注意する必要があります。

では、コミュニケーションの種類には、どのようなものがあるのでしょうか。

まず、人と人とのコミュニケーションは、音声を使うものと使わないものの２つに大きく分かれます。

音声を使うコミュニケーションは、さらに、言葉による「言語（バーバル）コミュニケーション」と、音声を使うけれども言葉ではない「周辺言語（パラランゲージ）」とに分かれます。

また、周辺言語と音声を使わないコミュニケーションを合わせて、「非言語（ノンバーバル）コミュニケーション」と呼びます。

対人コミュニケーション・チャネル

（①が言語コミュニケーション、②〜⑥が非言語コミュニケーション）

【音声】　①言語（発言の内容・意味）

②周辺言語（発言の形式的属性）

a．声の高さ、速度、アクセントなど

b．間の置き方、発言のタイミング

【非音声】　③身体動作

a．視線

b．ジェスチャー、姿勢、身体接触

c．表情

④空間の行動

対人距離、着席位置など

⑤人工物（事物）の使用
服装、化粧、アクセサリーなど
⑥物理的環境
家具、照明、温度など

（出典：対人コミュニケーション・チャネルの分類〔大坊1998〕を改変）

私たちは、言葉によって自分の意思や気持ちを伝えようとしますが、じつは非言語コミュニケーションの方が、伝達には大きな役割を果たしているようです。

非言語コミュニケーションの著名な研究者レイ・L・バードウィステルは、「二者間の対話では、言語によって伝えられるメッセージは全体の35パーセントで、残りの65パーセントは話し方や動作など言葉以外の手段によって伝えられる」と言っています。

もう一人の著名な研究者であるアルバート・メラビアンは、表情や口調と言葉が矛盾している場合、言葉によって相手を判断する割合はわずか7パーセントで、38パーセントは周辺言語から、55パーセントは顔の表情から判断することを、実験によって示しました。

要するに、言葉では「怒っていない」と言っていても、口調が怒っていたり、顔が怒っていたりする場合、その人は怒っていると、私たちは判断するのです。

なぜかというと、言葉は意識的に発するものであるのに対して、声のトーンや表情などは、多くの場合、無意識に現れるものだからです。無意識に現れたものの方が信頼できると、私たちは判断しているのです。

実際に、とても怒っているとき、言葉で「怒ってないよ」と言うのは比較的簡単ですが、やわらかな声や優しい表情を作るのは至難の業です。

②認知症になると、非言語コミュニケーション能力も低下する

では、認知症になると、非言語コミュニケーションにどのような特徴が現れるのでしょうか？

「CANDy」は、会話全体による評価であり、言語コミュニケーションと非言語コミュニケーションを分けていません。そこで、私の研究室の大学院生が取り組んでいるのが、言語・周辺言語・音声を使わない非言語を別々にチェックする「コミュニケーション機能評価

項目」の作成です。

これはまだ研究の途上であり、データを収集して正当性を検証している段階ですが、認知症になると、非言語コミュニケーションにも特徴が現れることがわかっています。代表的なものをいくつか挙げておきましょう。

・静かにすべきときに大声で話したり、楽しい雰囲気のときに場をしらけさせるような話し方をしたりするなど、その場の状況に合わないしゃべり方をする。
・会話の反応が遅い。または、相手が話し終えないうちに反応するなど、反応速度に問題がある。
・一方的に話し続け、相手の様子を気に留めない。
・感情が推測できない、または感情がこもっていないような話し方をする。
・表情の変化が乏しい。
・過度に視線の接触を避ける。または、過度に視線を合わせる。
・話しかけているのにそっぽを向くなど、相手に違和感や不快感を覚えさせるような姿勢をとる。

・話し相手に過度に近づく。
・些細《ささい》なことで怒り出すなど、感情のコントロールが困難で、コミュニケーションが取りにくい。

これらの特徴は、介護職員への聞き取り調査によってピックアップしたものであり、介護現場で「実際にある」と認識されている事柄です。ただし、これらが認知症のせいで起こっていると認識されているかといえば、必ずしもそうではありません。

つじつまの合わないことを言うなど、明らかに話の内容がおかしい場合には、それが認知症のせいであることに、私たちは容易に気づきます。ところが、話の内容にはさほどおかしなところがなく、言葉のトーンや間合い、会話中の態度などが適切でない場合、それが認知症のせいだと気づくのはかなり難しく、介護職員であっても「この人はこういう性格なのだろう」と思っていることがよくあるのです。

じつは、非言語コミュニケーションがうまく取れない状態、たとえば会話中にまったく目を合わせない、ほかのことに気を取られているような態度をとる、相手が話し終えないうちに話し始めたり一方的に話し続けたりする、といったことは、自閉症の人にもよく見られる特徴です。

そして、コミュニケーションがうまく取れないのが、病気のせいだとわかってもらえないことも、両者は共通しています。自閉症の人が、幼いときにしばしば「しつけが悪い」と誤解されるように、認知症の人も、しばしば「性格が悪い」と誤解されます。

非言語コミュニケーションは、言葉のようにはっきり意識されず、しかも強い影響力を持つだけに、それが認知症によって変わることを知らないと危険です。

認知症の人と会話をする際には、言葉だけでなく、口調や態度なども認知症の影響を受けることを頭に置き、違和感や不快感を覚えたときは、「この人のせいではない」と考えるようにしてください。認知症の人は、あなたを不快にさせようとして、そのような態度をとるわけではないのです。

(2) コミュニケーションに欠かせない「社会的認知」とは

①認知症になると、社会的認知が低下していく

認知症になると、言語・非言語を含めてコミュニケーションにズレが生じますが、その根底には、注意や記憶、見当識、社会的認知などの低下があります。

たとえば、同じことを何度も言って周囲の人をイライラさせることがよくありますが、その根底にはまず、物事を記憶する力の低下があります。「この件はさっき言った」という自分の行為を記憶していないために、何度も繰り返し同じことを言うのです。

さらに、情報処理能力が低下して、一度にたくさんの情報を処理できないために、あることが頭に浮かぶとそれだけを繰り返し考えるといったこともあります。

また、同時にあちこちに注意を向ける力も低下しているため、周囲の人に注意を向けてそ

の様子を見ることも難しくなります。

見当識（時間、場所、人の認識）の低下も、会話のズレを生みます。「お正月にはみんなが来るから」と言われても、今がお正月の前か後かわからないため、「そう……」と生返事をしたり、「お正月っていっても、門松とか、まあそんなものでね」などと取り繕いをしたりして、会話が続きません。

目の前にいる人が誰かわからなければ、何を話したらいいかわからないでしょうし、長年連れ添った配偶者に「どちら様ですか」などと言われれば、こちらが悲しくなって話す気力が失せてしまいます。

そして、社会的認知の低下が、会話のズレに拍車をかけます。社会的認知とは、非常に広い領域を含む概念ですが、ここでいう社会的認知は、相手の表情や言葉、身振りなどから心の中を推察し、その場に合った適切な行動をとる能力をさします。

会話をする際に私たちは、相手の言葉を聞き、その表面的な意味だけでなく裏にある意味も考え、相手の表情や声のトーン、仕草などと照らし合わせ、相手の本心がどこにあるのかを推察して、言葉を返します。暗黙の了解によって、相手も同様の過程を経て言葉を発していると思っています。

ところが認知症になると、社会的認知の低下によって、相手の心を推察することが難しくなります。

「はじめに」でも少し触れましたが、まず比喩や皮肉、シャレ、含みのある言葉などが理解しにくくなり、言葉を表面上の意味だけで捉えるようになります。

たとえば、「犯人を泳がせる」と言うと、プールで泳がせることだと思ったりします。してほしくないことをされそうになって、断る意味で「いいわ」と言っても、声のトーンなどから相手の心を推察することができず、嫌がることをしてしまったりもします。

他者の表情を読むことも難しくなります。ただし、表情によって読み取りにくくなる度合いには差があります。認知症になると、怒り、悲しみ、恐怖を読み取る力は顕著に低下しますが、嫌悪と驚きはさほどでもなく、喜びはほとんどの人が読み取ることができるのです。

図2-1に掲載したのは、若年者・高齢者・アルツハイマー型認知症の人に、基本的な6つの表情「怒り・悲しみ・恐怖・嫌悪・驚き・喜び」を、かなり大げさに表した顔の写真を見せ、どのような表情かを答えてもらった研究の結果です。

認知症の人は、相手が怒っていたり、悲しんでいたり、恐怖を感じていたりしてもよくわ

図2-1　表情を読み取る能力のちがい

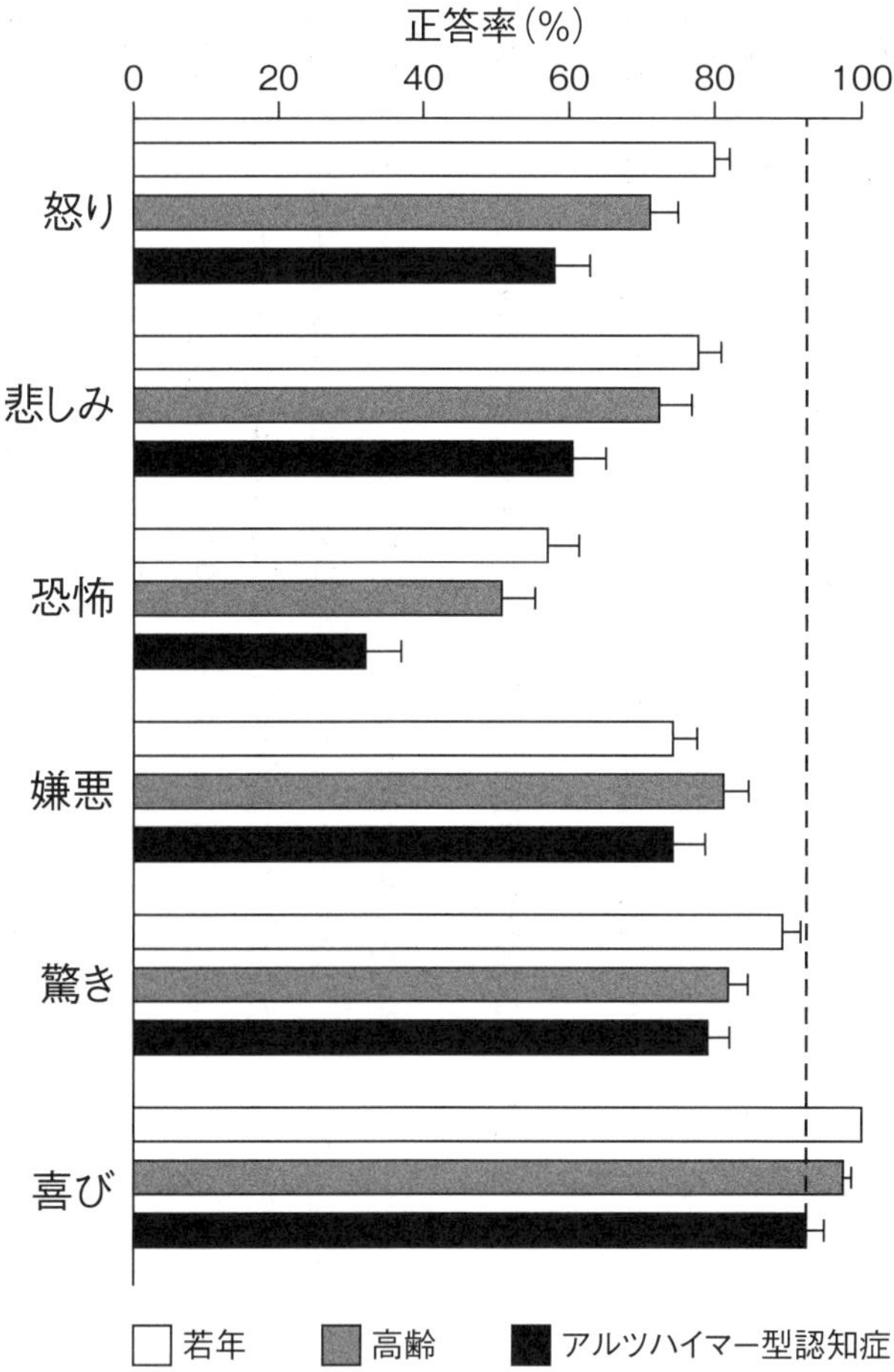

出典：Henry J D et al. (2008)

からないものの、嫌悪を感じたり、驚いたり、喜んでいたりするのは、ほぼわかるということです。ということは、認知症の人の言動に対して、こちらが怒ったり悲しんだりしてもあまり伝わらず、嫌悪感をあらわにすると、それは読み取られてしまうということ。

「どうしてわかってくれないんだ」とか、「これほど心配しているのに」といった怒りや悲しみは伝わらず、「もうウンザリだ」といった嫌悪感はしっかり伝わってしまいます。

その結果、介護する人は「自分の気持ちをわかってもらえない」と感じ、認知症の人は「自分は嫌われている」と感じ、関係がギクシャクしてしまうのです。

社会的認知が低下すると、やがて他者には自分と異なる心のあることが、わからなくなっていきます。

私たちは、他者には他者の心があって、自分の心とは異なることを知っています。自分の思っていることと、ほかの人の思っていることは、同じではないということです。

「そんなことは当たり前じゃないか」と思われるかもしれませんが、そうでもありません。他者には自分と異なる心があることを理解し、他者の心の動きを推察することを、心理学では「心の理論」と呼びますが、心の理論が発達するのは4～5歳になってからで、それまでは自分の心と他者の心の区別がつかないのです。また、自閉症など発達障害のある人や認知症の人も、心の理論がうまく働きません。

心の理論が働かないとは、具体的にどういうことかというと、以下のような課題を見るとわかりやすいかもしれません（「サリーとアン課題」を改変）。

男の子と女の子が、部屋の中でボール遊びをしています。しばらくして、男の子がボールを青い箱に入れて蓋《ふた》を閉め、部屋から出て行きました。すると、女の子がボールを青い箱から取り出し、赤い箱に入れて蓋を閉めました。そのあとで部屋に戻った男の子は、ボールを取り出そうとして、どの箱を開けたでしょうか。

答えは「青」です。「青」と答えられるのは、「女の子がボールを赤い箱に移したことを知らないため、自分が入れた青い箱にボールがあると思っている」という男の子の心を推察することができるからです。ところが、心の理論がうまく働かないと、自分と他者（男の子）の心の区別がつかず、自分が知っていること（ボールは赤い箱の中）を答えるのです。

現実の場面では、たとえば自分がしたくてしたことを、ほかの人がイヤだと思っているかもしれないと、推測することができません。そのため、エレベーターを待って大勢の人が並んでいるところに、あとから来たのに順番を無視して先に乗り込み、ほかの人が嫌な顔をしても平気でいる、といったことが起こります。

このような行為を、社会的認知の低下が原因だと捉えるのはとても難しく、多くの場合「自分勝手な人だ」とか、「図々しい人だ」と思われてしまいます。その結果、周囲の人たちと喧嘩になったり敬遠されたりして、誰も話し相手にならない、近寄っていくと避けられる、といった状況に陥ります。コミュニケーションがズレるどころか、成り立たなくなってしまうのです。

②社会的認知が低下すると、トラブルが増える

社会的認知が低下すると、どのようなことが起こるかを、もう少し見ていきましょう。以下は、私の研究室の大学院生が行った調査・研究に基づいています。

まず、次の絵（**図2-2**）を見てください。あなたは、この絵はどんな場面だと思いますか？　できるだけ細かく説明してみてください。

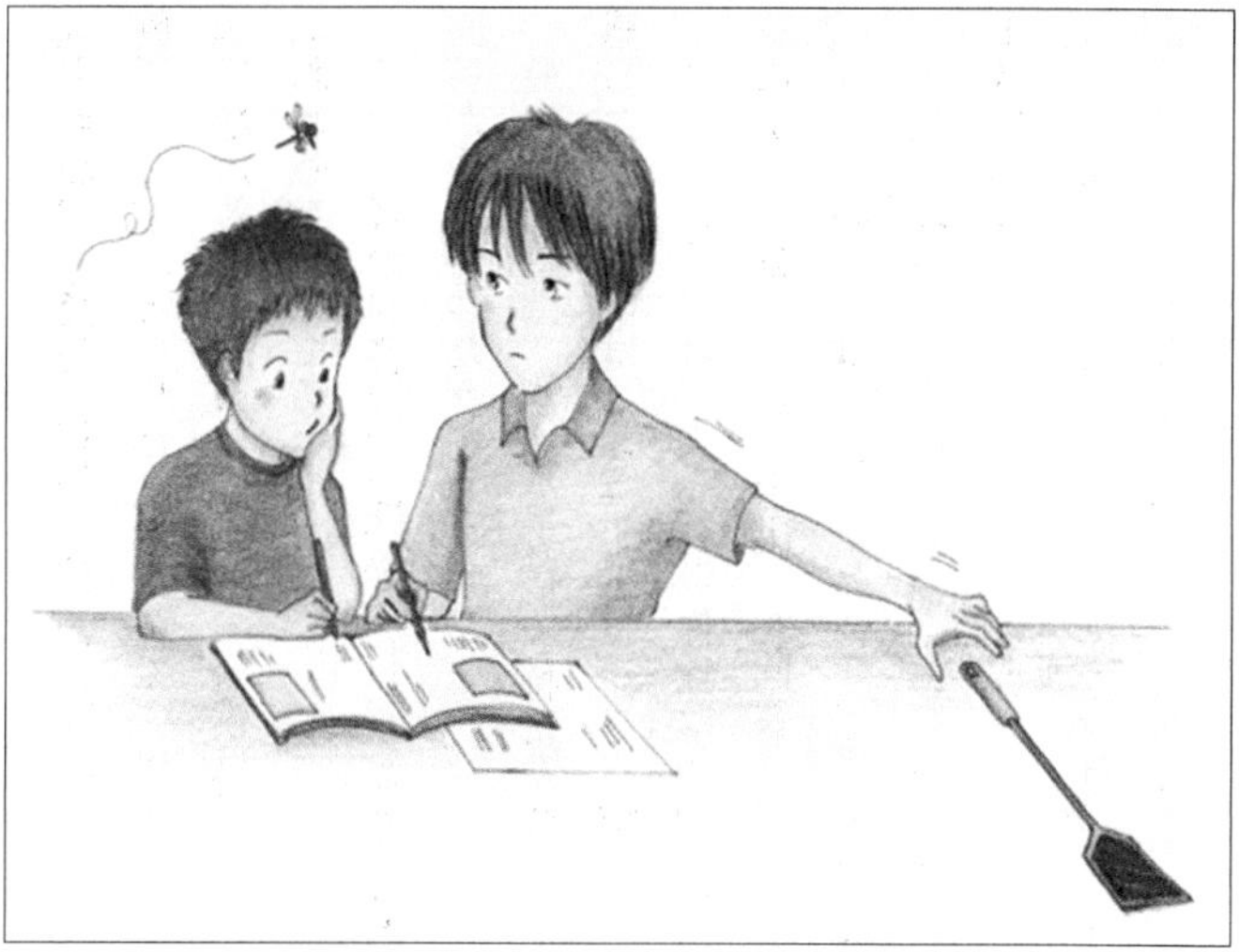

図2－2

正答例は、「兄が弟の宿題をみてやっているところへ、蚊が飛んできた。真剣にやっている弟の邪魔にならないように、蚊を殺そうとして兄がハエたたきに手を伸ばしたところ」です。

いかがでしたか？　おそらくあなたも、似たような説明を思い浮かべたのではないでしょうか。

ところが、同じことを認知症の高齢者にしてもらうと、必ずしもこのような説明にはなりません。

正答例のように絵の全体を見て答えられる人もいますが、中には絵の一部分だけに注目して回答する人もいます。以下は、実際にあった回答です。

「平和な、平凡な感じ。表情があって。表情……。子どもは平凡な感じ。赤い（弟の服の色）子どもは叱られたか何だかで、何か考え込んでいる。顎に手を当てて」

「兄さんと弟が、弟に向かって『僕は君の兄さんだ！』と言いました」

「お勉強を教えてる」

この3者の回答は、「ほかにわかることはありませんか？」などと尋ねても、これ以上の回答が出なかったケースです。

最初の回答は、2人の表情、特に左の子どもの表情に注目しています。「平和な、平凡な感じ」というのは、ニュートラルな表情だからでしょう。

2人目の回答は、人物の関係性はわかっているものの、兄弟という関係性だけに注目し、そこから自分なりに導き出した回答です。

3人目の回答は、「何をしているか」だけに注目しています。

また、以下のように、絵の全体を見て説明しているのですが、その内容が一般的でないケースもあります。

「説明して納得するかどうかのテスト中。『しっかり考えろよ！』と尻を叩く用の棒がある。『ちゃんと考えろ！』と言っている。これは父と子。本とノート、机に広げて……。鉛筆持ってるけど、肘《ひじ》ついてないで『考えろ！』と。（しばらくして）蚊がいるね……。『それでいい』と言って蚊が飛んできたんだ」

調査員「蚊が『それでいい』と言ったのですか？」

「そう、この子の方（赤い服の子を指す）に言ってるんだ」

全体を見て関係性を捉えていることや、叩く棒、本とノートなどのパーツも見ていることがわかります。調査員とのやりとりから、課題の意図を履き違えているわけではないこともわかります。

ただ、表情の捉え方が独特なのか、独自の世界観があり、その中で回答しています。また、蚊がしゃべるなど、現実ではあり得ないことも言っています。

このように、社会的認知が低下すると、場面の理解が健常者とは異なってきます。

もう少し事例を見てみましょう。3コマ漫画2つに対する、DさんとEさん2人の回答です。

Dさんは80歳の男性で、「MMSE」という認知症スクリーニングテストは29点、「CANDy」は8点です。Eさんは89歳の男性で、「MMSE」が14点、「CANDy」は9点です。

「MMSE」は、23点以下が認知症の疑いで、点数が低いほど重度。「CANDy」は6点以上が認知症の疑いで、点数が高いほど重度です。

◎Dさん（80歳、男性）：「MMSE」29点（認知症ではない）
「CANDy」8点（認知症の疑い）

◎Eさん（89歳、男性）：「MMSE」14点（認知症の疑い）
「CANDy」9点（認知症の疑い）

まず、喫茶店のシーンの3コマ漫画（図2-3）です。回答の①②③は、それぞれ1番目のコマ、2番目のコマ、3番目のコマに対する説明を意味します。

Dさん

①コーヒーか紅茶飲んで……、座ってる。女の人かな。

②従業員らしい男の人、忙しく働くから疲れている。

③……腹が立つこともありました。だからコーヒーを飲みに来ました。

Eさん

① 喫茶店で彼氏を待っているのかな。

② ホウキを持った従業員。掃除してる。

③「彼氏が来た!」と思ったのに従業員だった上に、お客さんの前でゴミをはき散らしたから腹が立ったんだね。

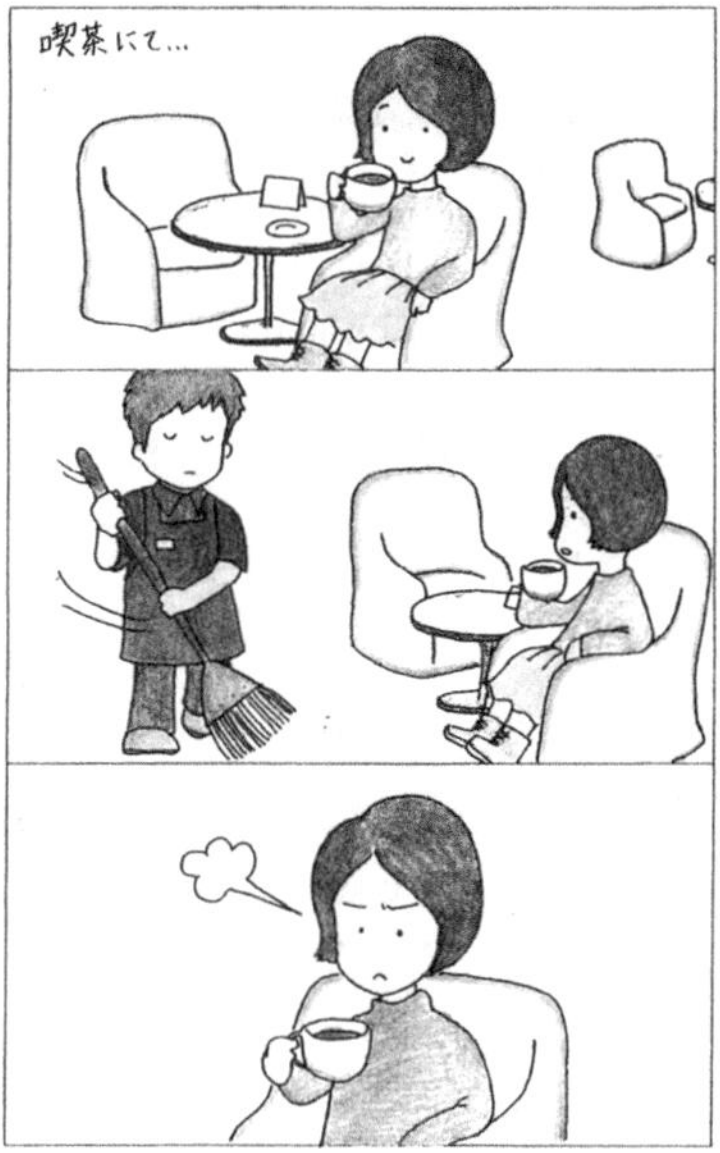

図2-3

次に、風邪のシーンです（図2-4）。

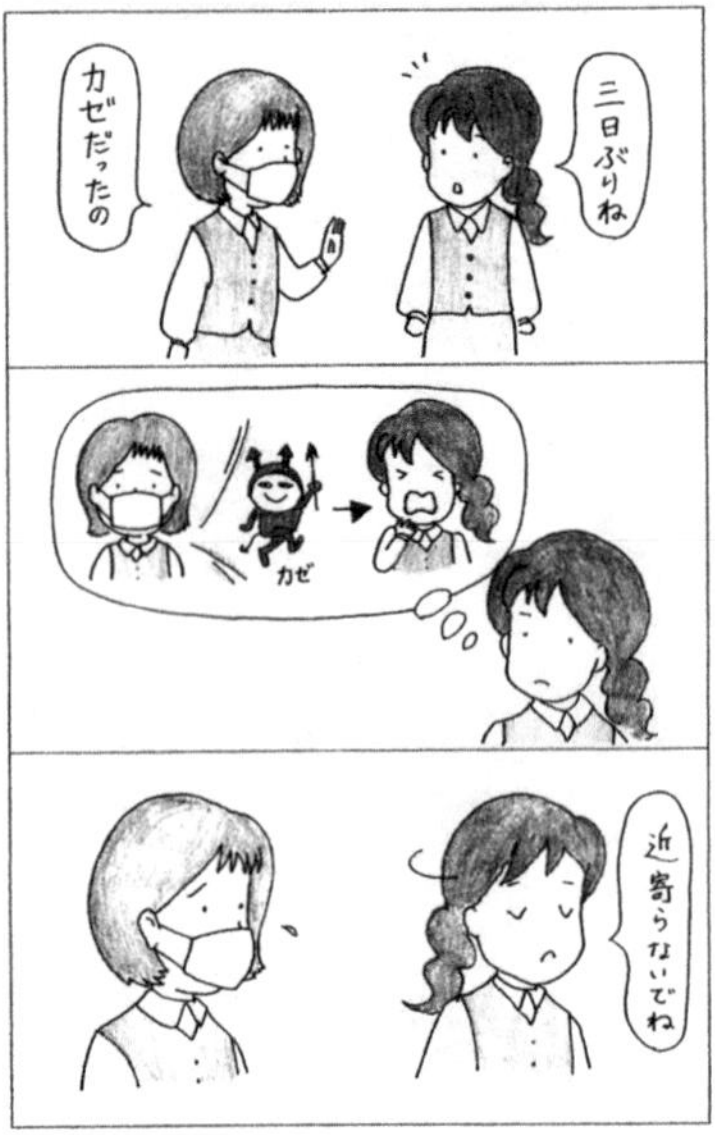
三日ぶりね
カゼだったの
カゼ
近寄らないでね

図2-4

Dさん

①風邪ひきの人かあ……。

②私の風邪は、もともとあなたのでしょ。

③だから怒ってあっちを向いた。

調査員「この左の女性の気持ちはどうでしょうか？」
うーん、ちょっとつらいね。

Ｅさん
①②……ああ、風邪がうつると思って。
③近寄るなって……。そこまで言わなくてもなあ。どうせこれ、相手が男なら「大丈夫？」って言って、自分から近づくはずだよ。相手が女だからこんなこと言うんだな。
この子（左の女性）は気分悪いよな。

いかがでしょうか。場面への理解は、認知機能テストの成績の悪いＥさんの方が、正確かつ深いことがわかります。
ここへさらに、介護施設でのトラブルを重ねてみましょう。Ｅさんには、これといったトラブルはありません。一方、Ｄさんには、以下のようなトラブルがあります。

・ほかの利用者が見ているテレビのチャンネルを、何の断りもなく変え、嫌な顔をされても平気で、テレビを見ていた人に話しかける。

・書類仕事をしている職員や、脳トレをしている利用者の横に座り、延々と話しかける。

Dさんは社会的認知が低下していて、ほかの人の気持ちが読めないために、このような行動をとってしまいます。しかし、ほかの利用者にはそれがわかりませんから、「自分勝手な人」と思われて、トラブルが起こります。

また、「MMSE」が29点で、「認知症ではない」という判定ですから、それを知っている職員は、Dさんを認知症とは思っていません。つまり、「認知機能が低下しているわけでもないのに、こんな行動をとるのは、性格が悪いからだ」と思い、敬遠してしまうのです。

その結果、Dさんの周りには人がいなくなっていきます。社会的認知が低下するとトラブルが増え、孤独になるのです。

ところで、Dさんのように、明らかに社会的認知が低下しているのに、「MMSE」では認知症ではないという結果になるのは、どうしてでしょうか? あるいはEさんのように、「MMSE」の結果は悪くても、社会的認知が保たれている人がいるのはなぜでしょうか?

おそらく、社会的認知が脳全体を使う能力であるのに対して、「MMSE」が主に左脳の機能をみるテストだからだと考えられます。左脳の機能だけをみても、社会的認知の状態はわからないのです。

それに対して、絵や漫画の場面を説明してもらうと、社会的認知の状態がよくわかるのは、場面の理解には社会的認知が必要だからです。そして、場面を理解する力が現実のトラブルと関連するのは、日常生活が場面の連続だからです。

（3）認知症の人は他者との関係をどう捉えているか

①互いに相手の気持ちが読めない

認知症の人が、明らかにおかしな行動をとれば、それが認知症のせいだとわかります。けれども実際には、どことなく変だけれど、なぜ変なのかよくわからない、といった行動をとることがしばしばあります。これは実際にあった、私の祖母の話です。

私が小学生だった頃のことです。認知症だった祖母が、夜中に起き出し、味噌汁の残りが入っていた鍋を火にかけて、そのまま寝てしまったことがありました。鍋の焦げる臭いに母が気づき、危うく消し止めたため、大事に至らずに済みましたが、台所にはもうもうと煙が立ち込めています。

驚いた母は祖母を起こし、「なんでこんなことをしたの？　火事になったらどうするのよ、お鍋が真っ黒じゃないの！」と、叱責《しっせき》しました。

祖母は自分のしたことを覚えていないようで、キョトンとしていましたが、翌日出かけて迷子になりました。近所の荒物屋へ鍋を買いに行き、帰り道がわからなくなったのです。

鍋が黒焦げになって使えないから、新しい鍋を買いに行く。一見おかしなところはないようですが、母の気持ちを考えれば、祖母のとるべき行動は、鍋を買いに行くことではないはずです。「ごめんね。もうしないから」と、謝ることではないでしょうか。

しかし祖母は、母の「もう少し気づくのが遅かったら、どうなっていたことか」という恐怖や、キョトンとした様子の祖母に対する怒り、祖母の行動に責任を持たなければならないことへの重圧、実母の認知症が進んでいることへの悲しみ、将来への不安など、さまざまに交錯した感情を読むことができませんでした。そして、「鍋が真っ黒」という言葉の表面だけを捉えて、新しい鍋を買いに行ったのです。しかも、帰り道がわからず迷子になることで、母の心労をよけい増やしてしまいました。

祖母は、社会的認知の低下によって、母の気持ちを推察できず、適切な行動をとることができなかったのです。

ここまで読んだ方は、「ああ、お母さんは大変だったんだな」と、思ったのではないでしょうか。母は、本当に大変だったと思います。しかし母は、認知症の祖母に怒りをぶつけることで、ただでさえ不安な祖母を、さらに不安にしてしまいました。

夜中に起こされたとき、おそらく祖母は、今が夜なのか朝なのかもわかっていなかったと思います。自分が鍋を火にかけ忘れたことも、覚えていません。祖母の立場に立てば、寝ているのに叩き起こされて、身に覚えのないことで責められるという、理不尽な目にあっているのです。

それでも鍋を買いに行ったのは、日頃自分が娘の世話になっているという自覚があったからでしょう。「身に覚えはないけれど、娘が怒っているのだから、鍋を買いに行こう」と。そして鍋を買いに行き、迷子になって、祖母自身もさらに不安を募らせてしまいました。

母もまた、祖母の気持ちを推察して適切な行動をとることが、できなかったのです。

②第一印象を、容易に変えられない

ところで、あなたは電気製品を買うとき、メーカーで選びますか？　それともスペックをしっかり読み比べて、最もいいと思うものを選びますか？

基本的には、高齢になるとメーカーで選ぶ人が多くなります。「ずっとパナソニックだから」とか、「東芝なら間違いない」といった具合です。

じつは、この傾向は、高齢者が「水戸黄門」のようなドラマを好むことと関係があります。どちらも「認知の硬さ」が関わっているのです。認知の硬さは、一般的には高齢になるほど強くなり、認知症の人では重い人ほど強くなります。

認知症の人のコミュニケーションと行動の大きな特徴の一つは、社会的認知が低下することによって、他者の心を推察して適切な行動をとることができなくなることですが、ほかにもいくつか特徴があります。

まず、自己中心的になる。これは社会的認知の低下のせいでもありますが、自分を機能させることに精一杯で、何が求められているかわからないからでもあります。

そして、感情的になる。前頭葉の障がいによって感情が抑制できなくなることによります。呆然とする。これは周囲の情報を処理しきれず、状況の変化についていけないことによります。依存的になり、決断できない。これは複数のことを同時に考えて、相互を関係づけることができないためです。

認知の硬さも、認知症の人のコミュニケーションと行動の特徴の一つです。認知の硬さとは、一言でいえば「頑固さ」とか「融通のきかなさ」といったことで、いったん覚えた方法や定着したイメージを、状況が変わっても変えないことを言います。

認知の硬さを測る方法は種々ありますが、有名な方法の一つに「水汲《みずく》み問題」があります。容量の異なる3つの水がめA・B・Cを使って、定められた量の水を汲むにはどうすればいいか、というものです。どういうものか、やってみましょう。

まず、汲むべき水の量が100リットルで、Aが21リットル、Bが127リットル、Cが3リットルの場合。100＝B（127）－A（21）－2C（6）で求められます。

次に、汲むべき水の量が99で、Aが14、Bが163、Cが25の場合。やはり、99＝B（163）－A（14）－2C（50）で求められます。

このように、正解が「B－A－2C」で求められる問題が数個続いたあと、汲むべき水の量が18で、Aが15、Bが39、Cが3という問題を出されると、「18＝A（15）＋C（3）」という簡単な方法で解が得られるにもかかわらず、「18＝B（39）－A（15）－2C（6）」と計算してしまう人がいます。つまり、いったん覚えた方法を容易に変えないわけで、認知が硬いことがわかります。

認知の硬い人は、テレビドラマを見たときにも、第一印象で「この人は善人だ」と思うと、あとになって本当は悪人だとわかっても、「何かの事情で悪人のふりをしたけれど、本当は善人だ」などと主張し、自分の第一印象を変えません。つまり、「悪人面をした人を悪人だと思ったら、やっぱり悪人だった」という展開の、水戸黄門のようなドラマでないと納得できない、といった状態になるのです。

このことは、特殊詐欺や悪質なリフォームに、高齢者や認知症の人が引っかかりやすいこととも関係しています。電話の第一印象で自分の子や孫だと思ったら、そのあとでおかしな要求をされても、子や孫だという思い込みを変えない。あるいは、第一印象で信頼できる人だと思ったら、高額な工事が必要だと言われても、疑わない。このような認知の硬さを、悪意のある人に利用されてしまうのです。

特に認知症の人は、認知の硬さに加えて、社会的認知も低下していることが多いため、相手の心の底にある意図を見抜くことができません。特殊詐欺に引っかかると、家族は「なんでそんなバカなことをしたんだ！」と責めてしまいがちですが、自分ではどうしようもないのです。

話が逸れましたが、要するに高齢者や認知症の人は、他者との関係において第一印象が大きな意味を持つということ。いったん思い込んだことは、容易に変わらないということです。したがって、こちらを信頼してもらうには、演技をするというと聞こえが悪いのですが、笑顔で接していい印象を与えることが大事です。「この人はいい人だ」「信頼できる人だ」と思えば、認知症の人の気持ちも安定します。気持ちが安定すれば、コミュニケーションも取りやすくなり、会話も増えていくはずです。

③周囲の人を〝個人〟として認識できない

私たちは、電車に乗っているときや町を歩いているとき、自分の周囲にいる人たちを「個人」として認識していません。目立つ人がいると、その人を個別に認識することはありますが、そうでなければ「集団」として認識しています。

そして、集団として人を認識した場合、個人として認識したときには生じない「敵意」のようなものが生じることがあります。

たとえば、通勤のために満員電車に乗ったとき。ギューギュー押してくる人の群れに、「これ以上押すなよ!」と腹が立ちます。けれども、なんらかの事情で、知り合いと一緒にギュウ詰めの列車に乗っているとしたら。「お互い大変ですな」とか、「押しちゃって済みません」というような気持ちになるのではないでしょうか。実際にこんなことがありました。

その日私が乗っていた電車に、小学生の集団が乗ってきたのです。「ああ、うるさいんだろうな」と思って周囲の人を見ると、みんな一様に迷惑そうな顔をしています。私の向かい側に座っていた高齢の女性もそうでした。渋い表情で小学生を見ています。

ところが、その小学生のうちの1人が、ニコニコしながら彼女に話しかけたのです。すると、彼女の眉間《みけん》からシワが取れ、少年の言葉に答え始めました。そして、小学生の一団が電車を降りるときには、少年に向かって笑いながら手を振っているではありませんか。

集団として認識したときに感じた不快感が、個人として認識したことで消え、好意に変わったのです。

グループホームや特別養護老人ホームといった施設で暮らしている人にも、同じようなことがあるのではないかと、私は考えています。というのも、介護施設には、ほかの入居者や職員と馴染まず、孤立して、暴言を吐いたり諍《いさか》いを起こしたりする人がいます。その一方で、人懐《ひとなつ》こくて誰とでも打ち解けられる人や、気の合う仲間がいる人は、同じ介護施設でも落ち着いて過ごしています。

この違いは、必ずしも性格の違いによるものではなく、周囲の人を集団と捉えるか、個人と捉えるかの違いが、関わっているのではないかと思うのです。

認知症になると、見当識の障がいによって、周囲にいる人が自分とどのような関係にあるかわからなくなります。記憶も低下するため、顔を覚えることも難しくなります。いわば電車に乗り合わせた乗客のようなもので、特定の個人として認識することができないのです。

入居者や職員を集団としてしか認識できなければ、その人たちがたてる物音やざわざわした動きなどは不快に感じるでしょうし、何かの拍子に体が触れたりすれば、怒りが湧くかもしれません。しかし、相手を個人として認識することができれば、特定の個人と気が合わないことはあっても、集団全体を疎《うと》ましく感じることはないのではないでしょうか。

周囲の人を集団としてしか捉えられない人と、個人として捉えられる人の違いがどこから生じるかはわかりませんが、集団としてしか捉えられない人が、とても不安であり、孤独であることはわかります。私たちがもしも、言葉のまったく通じない外国にたった一人で連れて行かれて、そこで生活しなければならないとしたら、周囲の人を個人として捉えることができず、同じような気持ちになるのではないでしょうか。

孤立していて怒りっぽい人には、入居者も職員も積極的に関わろうとしません。けれども、その人はもしかしたら、周囲を集団としてしか認識できないために、敵意を抱いているのかもしれません。ということは、電車の中で少年に話しかけられた女性のように、話しかけられたことでその人を個人として認識できれば、そこから親しみが生まれ、集団への敵意が薄れていく可能性もあります。

もちろん、話しかけてもうまくいくとは限りませんし、かえって怒らせてしまうこともないとは言えないでしょう。けれども、こちらから話しかけなければ、その人にとって他者はいつまでたっても集団のままです。集団を個人に変えるには、こちらから話しかけるしかないのです。

（4）遠隔操作型ロボット「テレノイド」となら、会話が弾む?!

①話せないと思っていた人が、生き生きと話した！

あなたは、「テレノイド」をご存じでしょうか？

テレノイドは、大阪大学とＡＴＲ（国際電気通信基礎技術研究所）が開発した、遠隔操作型のコミュニケーション・アンドロイドです。開発の中心である石黒浩教授は、マツコ・デラックスや桂米朝のアンドロイドでも有名な、ロボット研究者です。

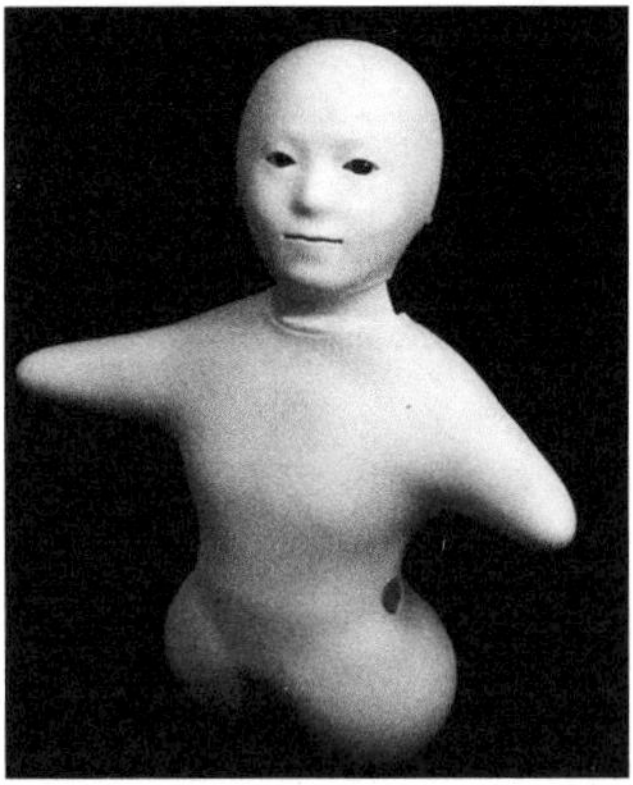

写真２‐１

ただ、テレノイドは、これら個人を模したアンドロイドと異なり、極限まで個性を削《そ》ぎ落とした、シンプルな外見をしています（**写真2-1**参照、**口絵2**にカラー版も掲載）。何に見えるかと尋ねれば、「幼い子ども」と答える人が多いのですが、見た人のほとんどが「不気味だ」と言います。

あなたは、いかがですか？　やはり不気味だと思われたのではないでしょうか。

ところが、テレノイドは、認知症の人にはとても受けがいいのです。オペレーターが遠隔操作して、テレノイドを通して話しかけると、とても楽しそうに会話をするのです。

そこで、なぜそのようなことが起こるのか、認知症の人とテレノイドの会話にはどのような特徴があるのかなどを、私の研究室が協力して調べることになりました。

研究に参加してくれたのは、グループホームに入居している中等度から重度の認知症の高齢者3名（Fさん、Gさん、Hさん）です。全員女性で、年齢は80代後半から90代。認知機能検査などを受けてもらった上で毎週2回ずつ、10か月にわたって協力してもらいました（1名は途中で入院したため、前半5か月のみ）。

前半5か月は私の研究室の大学生5名が、後半5か月は大学生5名と傾聴ボランティア4名（44～66歳）が、対面での会話と、テレノイドを介しての会話を行いました。以下は、その際の様子です。

最も認知症の重いＦさんは、普段は言葉によるコミュニケーションがほとんど取れない状態です。いつも奇声を発していて、何かしゃべっても意味不明です。学生が対面して話しかけてもその状態は変わらず、やはり意味不明な言葉を発するだけでした。

ところが、同じ学生がテレノイドを介して話しかけると、意味不明の言葉が多いものの、その合間に「かわいいね」と言ってテレノイドに触ったり、テレノイドが歌うと、それに合わせて顔を動かしたりしたのです。

最年長のＧさんは、やや重い認知症です。記憶が悪いものの、被害妄想や暴言などの目立ったＢＰＳＤ（Behavioral and Psychological Symptoms of Dementia＝行動・心理症状）はありません。学生が対面で「子どもの頃、お正月には何をして遊びましたか？」などと話しかけると、楽しかった思い出を生き生きと話しますが、一方的に自分のことを話すだけで、会話にはなりません。

ところがそんなＧさんが、テレノイドに対しては、「大きくなったら何になる？」と自分から尋ね、その答えにもさらに言葉を返すというように、自然な会話が成立していました。

また、テレノイドを抱きしめたり、頬ずりをしたりキスをしたりと、赤ちゃんにするようなスキンシップをする様子も見られました。もちろん、学生と対面で話しているときには、相手に触ることは一切ありません。

3人目のHさんは、中等度の認知症で、記憶が悪いものの、目立ったBPSDはありません。学生との対面の会話では、Gさんと同様に昔の思い出や家族のことを一方的に繰り返し話すだけで、会話になりません。

ところがやはり、テレノイドに対しては、笑顔で自分から質問をするなど、会話が成立したのです。また、さかんにテレノイドを撫《な》でるといった様子も、Gさんと同様でした。

テレノイドは、首を傾げたりうなずいたり、腕を動かして相手を抱きしめたり、発語に合わせて口を動かしたりすることができますが、基本的に無表情です。年齢も不明ですし、男の子か女の子かもわかりません。

ところが、GさんもHさんも、まるで生きた子どもに対するように、テレノイドを慈《いつく》しみ語りかけました。Fさんも、もう少し認知症が軽ければ、同様の行動をとったかもしれません。

こうしたことが起こる理由については、テレノイドは個性がないからこそイメージを投影しやすいこと、認知症の人は注意が一点に集中しがちなため、テレノイドの顔、中でも目に意識が集中して、ほかのことが気にならないといったことが考えられます。

しかし、問題はそこではなく、テレノイドと会話する様子を見た介護職員が、異口同音に「こんなにしゃべれる人だとは思わなかった」と言ったことです。「しゃべらないのは認知症の症状の一つだと思っていた」と。

もちろん、認知症の症状としてしゃべれない人もいますが、そうでない人のことも、そうだと思っていたのです。

じつは、介護施設では、日常会話がとても少ないことがわかっています。ある調査によれば、介護職員の業務時間のうち、利用者との会話はたった1パーセントです（図2‐5）。別の調査によれば、介護職員と利用者の会話のうち、77パーセントは介助のための声かけで、関係性を築くための声かけ、すなわち日常会話は15パーセントです（図2‐6）。

介護職員は、利用者との日常会話が少ないことを、認知症の症状のせいだと思っていたのですが、そうではないのです。日常会話をする機会がない、話しかけられることがないから、認知症の人は話さなかったのです。

図2-5　介護職員の業務時間の比重

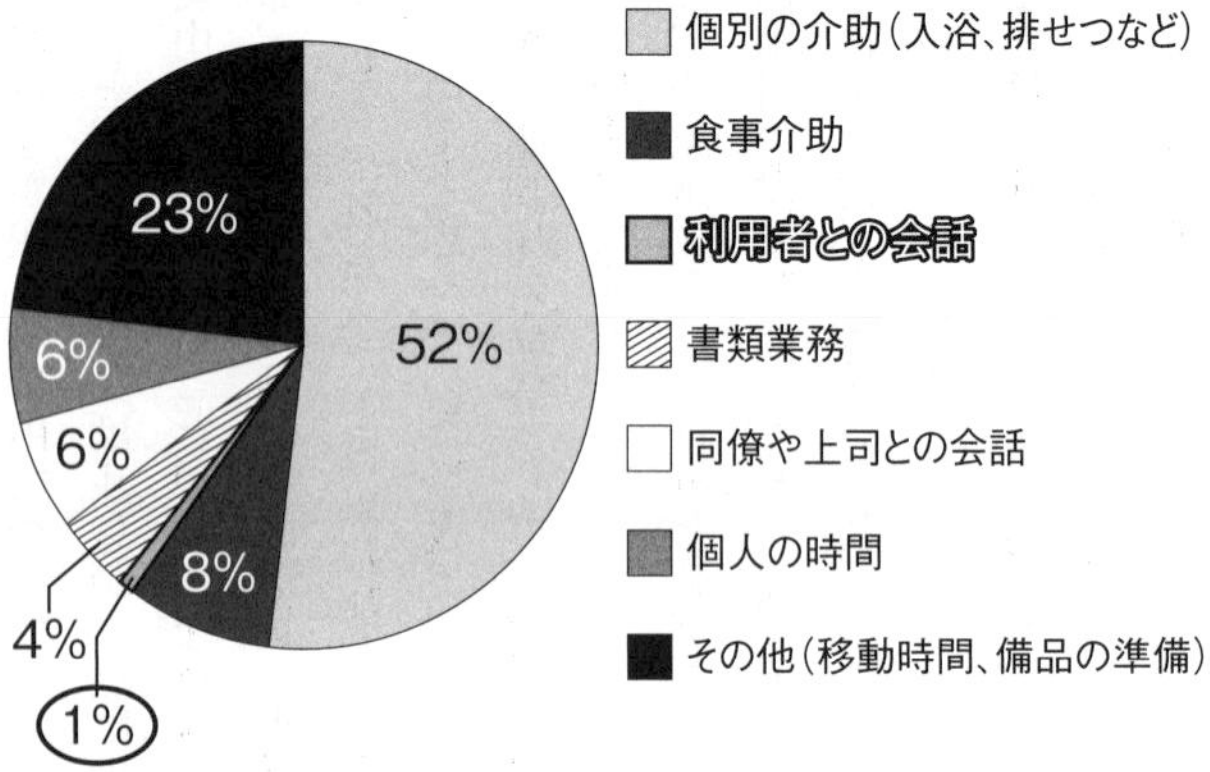

出典：Mallidou A A et al. (2013).

図2-6　介護職員と利用者の会話

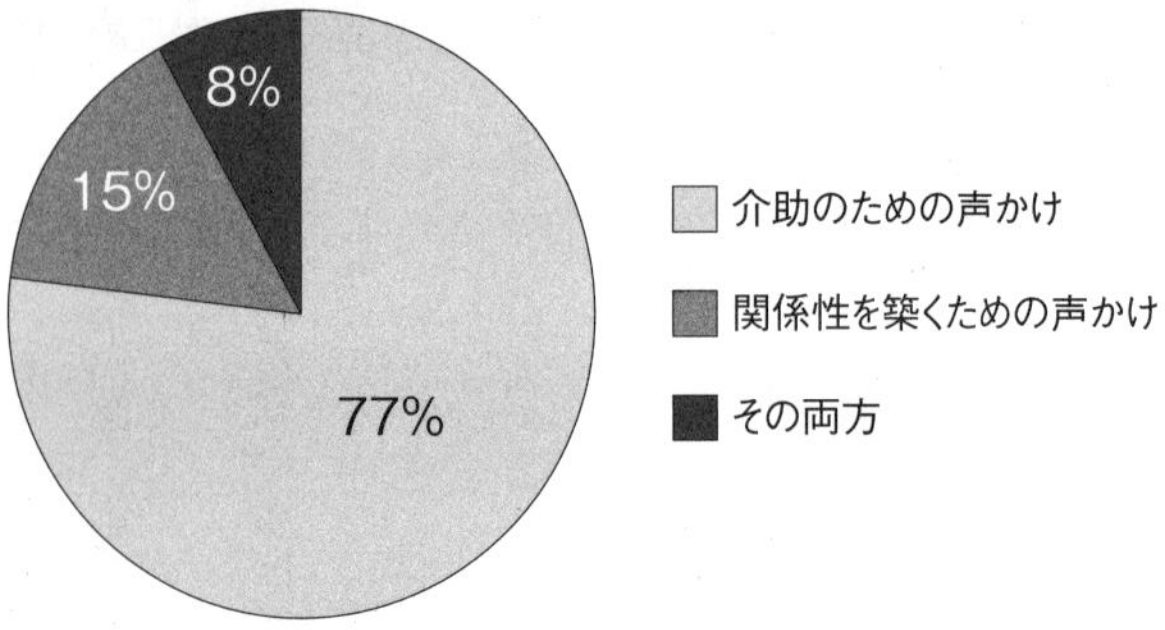

出典：Ward R et al. (2008).

私たちは、話をしたければ自分から相手に話しかけます。しかし認知症の人は、それができません。記憶が曖昧で何を話したらいいかわからない。相手がどのような人かわからない。忙しそうに立ち働いている人に声をかけることができない、等々。さまざまな理由がありますが、話をしたくないから話さないわけではないのです。

②テレノイドを介すると、認知症の人の世界に自然に入っていける

私たちの研究では、前半は学生だけ、後半は学生と傾聴ボランティアが、対面とテレノイド経由で会話をしました。なぜ後半は傾聴ボランティアに参加してもらったかというと、会話の訓練を受けた人とそうでない人との違いを見るためです。

結果から言うと、学生の場合は、初めのうちは対面よりもテレノイドを介した方が、会話が弾みました。そして回を重ねて、認知症の人の会話の特徴がつかめてくると、対面でも会話が弾むようになりました。

これに対して傾聴ボランティアは、対面の方がテレノイド経由よりも、質、量ともにいい会話ができました。特に、会話をしている間の認知症の人の様子は、学生が話し相手のとき

はテレノイド経由の方が明るく、傾聴ボランティアが相手のときは対面の方が明るかったのです。いったいなぜ、このような結果になったのでしょうか？

学生は、相手の話を聞く訓練を受けていません。そのため、認知症の人と対面で話すと、どうしても意識が自分に向いてしまいます。自分は何をしゃべればいいんだろう、相手に何を質問すればいいんだろう、という具合です。

ところが、テレノイドを介した会話では、学生は「認知症の人がテレノイドを何だと思っているか」を考えて話をします。女の子だと思っているのか、男の子だと思っているのか。若い頃の自分に戻って、まだ幼い自分の子だと思っているのか、あるいは孫だと思っているのか、それとも近所の子か。

テレノイドを介することで、自然に認知症の人の心の世界に入り込み、会話が弾んだのです。自分の言動を客観的に捉える心の働きを「メタ認知」と言いますが、自分中心だったメタ認知が、相手中心のメタ認知に切り替わった、と言ってもいいでしょう。

そして、テレノイドで会話のコツをつかんでからは、対面でも会話がスムーズにできるようになっていきました。

それに対して、傾聴ボランティアは、相手の話を聞く訓練を受けていますから、初めから対面で、相手の世界を中心にした会話をすることができます。むしろテレノイドを介した方が、感情表現をしにくいと感じたようです。

　これらの結果からわかるのは、認知症の人との会話では、相手の心の世界を理解し、そこに入り込むことが大事だということです。ただ、この研究は長く続けることが難しい、ということもわかりました。学生たちが飽きてしまうのです。

　認知症の人は、テレノイドや学生と会話したことをじきに忘れます。次に会話するときは、以前会ったことも、会話の内容も忘れています。ですから、その人がどのような会話を好むかがわかった学生や傾聴ボランティアは、それ以降は毎回、同じ会話をするようになります。探りながら会話をする労力を節約するわけですが、そのことが自分に跳ね返ってきます。傾聴ボランティアはまだその状況に耐えられますが、学生は耐えられません。だんだん意欲が低下して、研究自体を続けることが限界になってしまいました。

　この事実は、探りながら会話をする労力を惜しんではいけないことを物語っています。「どうせ覚えていないのだから、いつも同じ話でいい」という発想は、私たち自身をダメにするのです。

③認知症の人には、介護場面ではわからない、潜在的な能力がある

認知症の人が、じつはとてもよく話をすることに、私たちは驚いたわけですが、もう一つ驚くことがありました。Hさんがテレノイドに向かって、絵本の読み聞かせを、しかも流《りゅう》暢《ちょう》に歌うような節《ふし》をつけてしてくれたのです（写真2－2）。

Hさんは中等度の認知症であり、絵本の読み聞かせができるとは、周囲の誰も思っていませんでした。そのような機会がなかったからといえばそれまでですが、認知症になると、どうしても障がいのある人として扱われます。潜在的な能力はまだたくさんあるのに、できないことにばかり注目してしまい、能力に気づかないのです。

そのような私たちの思い込みもまた、認知症の人の生活の障がいや孤独の一因ではないでしょうか。

日常会話が多くなれば、私たちの思い込みも解け、認知症の人の持つ力に気づくことができるようになるはずです。

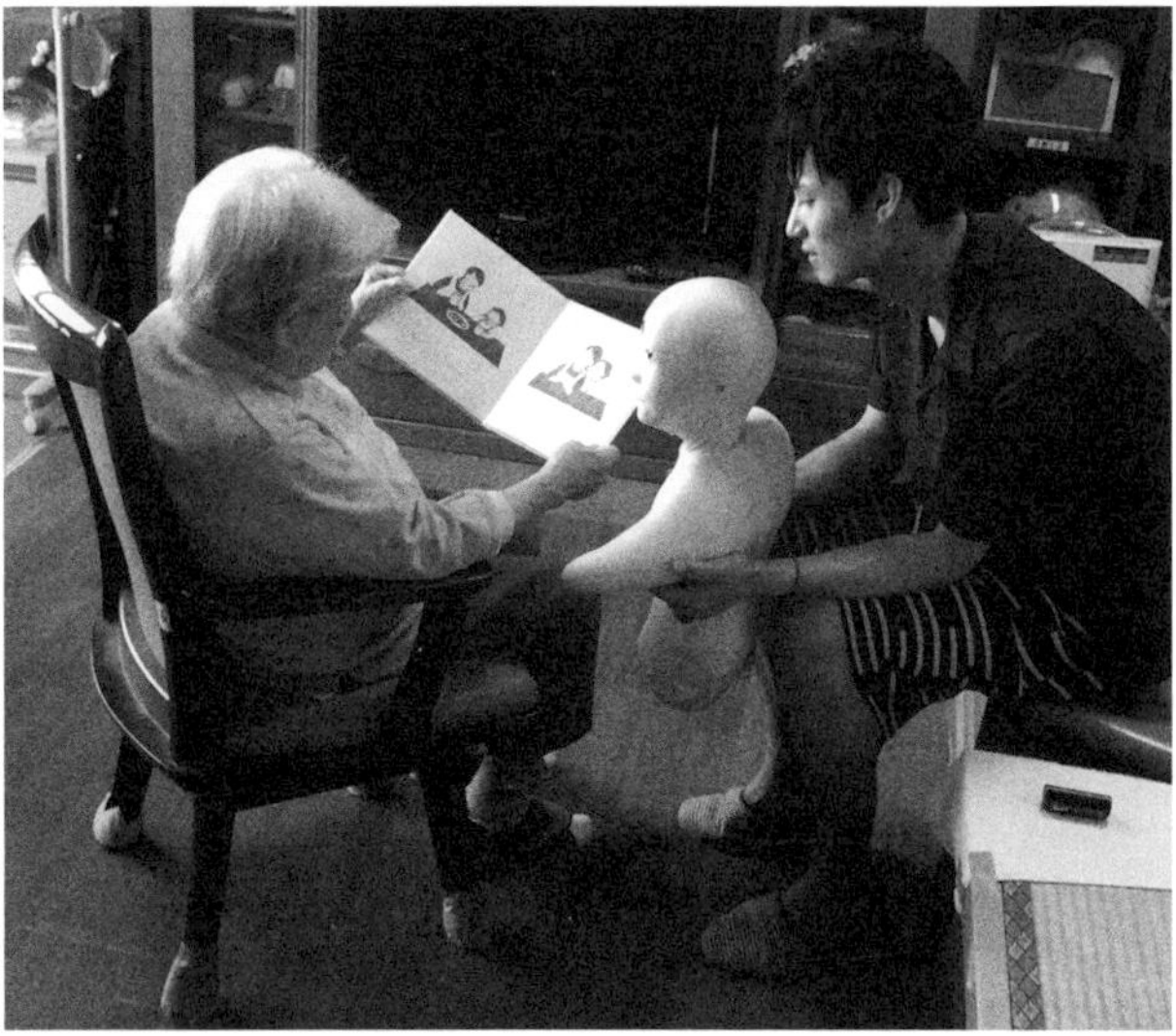

写真2－2

第3章　認知症の人が見ている世界を知る

(1) 〝心〟とは何か――記憶・注意の仕組みと認知

①なぜ、私の心とあなたの心は違うのか

第3章では、心を形作る元となる記憶や注意、あるいは見当識などが、認知症になるとどう変わるかを見ていきます。それを知ることで、認知症の人の世界が多少なりとも理解しやすくなるはずです。さらに、認知症を引き起こす代表的な病気の特徴や、軽度認知障がい、認知症の予防や治療などについても、最新情報をもとに考えていきます。

まず初めに、「心」とは何かです。

「心とは何か?」と尋ねられたら、あなたはどう答えますか? 捉え方によってはとても難しい問いですが、現代に生きる私たちの多くは、「心とは、脳の働きから生まれるもの」と

答えるのではないでしょうか。

現代は、脳科学の進歩によって、脳の働きが徐々に解明されつつある時代です。

たとえば、記憶は、感覚器官から入った外界の情報が、脳の前頭前皮質でふるい分けられ、残ったものが海馬とその周辺に短期間貯蔵され、繰り返し思い出されるなどして強化されると、やがて脳のそれぞれの場所に送られて長期記憶に変わる、といった具合です。

ただし、これはあくまでも記憶の「仕組み」であって、記憶の「内容」ではありません。記憶の仕組みは同じでも、記憶の内容は人によって異なります。

なぜ、私の記憶とあなたの記憶は違うのでしょうか。そしてなぜ、私の心とあなたの心は違うのでしょうか？

私たちは物理的な刺激に接すると、つまり何かを見たり、聞いたり、嗅《か》いだり、触ったり、味わったりすると、記憶と照合して、それが何なのかを判断します。記憶になければ、新たに記憶します。

記憶が人によって異なるのは、一つには、これまで何に接してきたかという、経験が異なるからです。と同時に、外界からの刺激の何に注意を向けて、どんな情報を受け取り、それを何と照合し、どう判断し、考え、記憶に残すかという「知的な情報処理の過程」、すなわち「認知」が人によって異なるからでもあります。

たとえば、同じ道を歩いていても、路傍《ろぼう》の花に目を留める人もいれば、留めない人もいます。花に目を留めた、つまり注意を向けた人は、その色や形を把握し、過去に見た花と照合して「これはスミレだ」とか、「きれいだ」などと考え、「ここにスミレが咲いているんだな」と記憶します。

それに対して注意がほかのこと、今にも雨が降り出しそうな空模様に向いていたり、「会社に着いたら、まずあの仕事をして」といった思考に向いていたりすると、花に気づきません。当然、きれいだと思うこともなく、そこにスミレが咲いていたことを記憶もしません。

すると、それが記憶の違いになり、そのあと何かに接したとき、たとえばほかの場所でスミレを見たときに照合する情報の違いになり、判断の違いにもなります。

つまり、認知の仕組みは同じでも、認知の内容が異なるわけで、私の心とあなたの心が違うのは、私は私なりの、あなたはあなたなりの、経験と認知が積み重なった結果なのです。

ところで、今述べたのは脳の機能としての「個人の心」ですが、心理学ではこのほかに、周囲の人や組織などとの「社会的関係における心」や、生まれてから死ぬまでという「時の流れにおける心」といったものもあると考えます。

社会的関係における心とは、個人の心が言葉や行動になって現れ、ほかの人や組織との相互作用でさまざまに変化していくこと。人と人との関係によって生じる心があるという考え方です。

時の流れにおける心とは、子どものときと青年期と老年期では、同じ人が同じものを見ても、感じることや考えることが異なるということ。時の流れによって生じる心があるという考え方です。

この考え方は、認知症についても当てはまります。脳機能の異常としての「個人における認知症」。家族や介護者、地域の人など「周囲の人々との関係における認知症」。一人の人間の「人生における認知症」。

この3つの観点から見ることで、認知症の人の心を多面的に捉えることができるようになります。

②「記憶力が衰える」とは、どういうことか

記憶について、もう少し詳しく見ておきましょう。

認知症の症状というと、「もの忘れ」を誰もがいちばんに思い浮かべるほど、記憶障がいは認知症によく見られる症状です。その一方で、中高年になれば、私たちはみんな記憶力が衰えます。「あの、あれ。あれだよ」とか、「何さんだったっけ。髪の長い、背の高い」などと、ものの名称や人の名前が出てこないのは、誰もが経験することです。

この、私たちが日常的に経験する記憶力の衰えと、認知症の記憶障がいは、どう違うのでしょうか？

一言でいえば、認知症の記憶障がいは「覚えられない」のであり、中高年の記憶力の衰えは「思い出せない」のです。その証拠に、私たちは何かの拍子に「あ、あれは鈴木さんだった」などと、思い出すことがあります。

「記憶力」という言葉では、記憶できないのか、思い出せないのかが区別できないため、心理学では記憶力という言葉は使いません。覚えることを「記銘」、思い出すことを「想起」

と言います。

記憶という情報処理のプロセスを、「記銘（覚える）→保持（覚えた内容を忘れずにいる）→想起（保持した内容を思い出す）」という3段階に分けて説明するのが、記憶の「学習モデル」です。ただ、このモデルでは、記銘力が低下する仕組みをうまく説明できないため、外界から入った情報が脳の中でどのように処理されるかを説明するために考えられたのが、記憶の「認知モデル」です。

記憶の認知モデルにはいくつか種類がありますが、「多重貯蔵庫モデル」が代表的です。

このモデルでは、感覚器官から入った情報は、ほんの短い間「感覚貯蔵庫」に貯蔵されます。このままではすぐに失われてしまいますが、私たちがその中の何かに注意を向けると、その情報は「短期貯蔵庫」に送られ、短期記憶になります。

短期記憶は数十秒から数分程度で失われてしまいますが、似た情報をまとめたり、何度も繰り返し思い出したりといった「符号化」がなされると、その情報は「長期貯蔵庫」に送られて長期記憶になります。

記憶の認知モデルに沿って考えると、記銘力が低下する原因は3つあります。１つ目が、感覚器官から入ってきた情報が、短期記憶に移行する過程の障がい。外界から入った情報のどれに注意を向け、記憶すべきものとして選別するかというところです。2つ目が、短期記憶そのものの障がい。3つ目が、短期記憶から長期記憶に移行する過程、すなわち符号化の障がいです。

これらの障がいを、脳の部位と関連づけて表したのが、記憶の「脳・神経モデル」です。これに沿って見ると、1つ目の「外界からの情報のどれに注意を向け、どれを記憶するかを選別する働き」を担っているのが、脳の前頭前皮質で、このような前頭前皮質の働きを特に「作動記憶（ワーキング・メモリ）」と呼びます。ワーキング・メモリは情報の取捨選択、すなわち「注意と抑制」だけでなく、外界の情報を記憶と照合して判断したり、情報処理に必要なことを短時間だけ覚えておき、それを使って作業をしたりと、さまざまな知的情報処理に関わっています。

2つ目の短期記憶と、3つ目の符号化は、海馬とその周辺が担っています。

認知症になると記銘力が低下するのは、前頭前皮質が障がいされてワーキング・メモリの働きが悪くなったり、海馬とその周辺が障がいされて短期記憶を長期記憶に変えられなくなったりするためです。それに対して、昔のことを比較的よく覚えているのは、長期記憶が脳の1箇所ではなく、さまざまな場所に分散して貯蔵されていて、一度にたくさん失われることがないためです。長期貯蔵庫というのは概念で、そういう場所があるわけではないのです。

記憶には、短期記憶や長期記憶といった分類とは異なる分類方法もあります。

たとえば、長期記憶と同様に衰えにくいとされる記憶に、「潜在記憶」があります。潜在記憶は〝体で覚えたこと〟であり、歩き方や泳ぎ方、ハサミや包丁の使い方、文字や図形を書くこと、自転車の乗り方や車の運転の仕方、日々の習慣などが含まれます。「失行《しっこう》」と言われる状態になると、これらの体で覚えたことができなくなったりしますが、一般的には認知症になってもこれらの記憶は衰えにくく、長い間保たれます。

潜在記憶が言語化しにくい記憶であるのに対して、言語化しやすい記憶は「顕在記憶」と呼ばれます。顕在記憶には、個人的な体験の記憶である「エピソード記憶」や、歴史上の出来事や著名人の名前といった、多くの人に共有されている知識としての記憶「意味記憶」があります。

さらに、過去の記憶である「回想的記憶」、これから先のことに関する記憶である「展望的記憶」など、記憶はさまざまに分類されているのです。

③「注意力が衰える」とは、どういうことか

認知症を考える際に、記憶は重要な要素ですが、じつはその前の段階である「注意」が非常に重要です。

私たちは、人が大勢いる場所で待ち合わせをしても、人混みの中から相手をパッと見つけることができます。あるいは、騒がしいパーティ会場の中でも、自分たちの会話を聞き取ることができます。

当たり前のようですが、これにはワーキング・メモリの働き、特に注意の選択と抑制が関わっていて、それが衰えると、このようなことができなくなります。

人混みの中で知り合いを探すとき、私たちは自分の記憶の中にあるその人の顔と、周囲の人の顔を瞬時に照合し、識別しています。このときは、顔という必要な情報にだけ注意を向けて、ほかの情報を抑制しているのです。騒がしい場所で話をするときは、自分や相手の声に注意を向けて、ほかの物音は抑制しています。

このようなことを、私たちは無意識のうちにしているのですが、高齢になったり認知症に

なったりすると、それが難しくなります。

そもそも人の「注意」には、大きく分けて「焦点的注意」「持続的注意」「選択的注意」「分割的注意」の4種類があります。

焦点的注意は、特定の対象に意識を集中させることです。勉強や仕事に集中したり、本やゲームに夢中になっているときの注意の状態です。持続的注意は、何かに注意を向けた状態を続けること。選択的注意は、感覚器官から入ってくる雑多な情報の中から、何かを選んで注意を向けることです。何かを選ぶとは、それ以外のものに注意を向けないようにすること、つまり抑制することでもあります。そして最後の、分割的注意は、複数の物事に同時に注意を向けることです。


高齢になっても認知症になっても、焦点的注意と持続的注意はさほど低下しません。1つのことに集中することはできるのです。また、人はもともとそれほど長い時間注意を持続することができないため、持続的注意は低下してもあまり気になりません。

それに対して選択的注意と分割的注意は、顕著に低下します。選択的注意が低下すると、人が大勢いる場所で身動きできなくなる、といったことが起こります。抑制と選択ができないため、情報が多すぎて、どうしたらいいかわからなくなってしまうのです。

　分割的注意は、車の運転や料理がその代表です。特に車の運転は、信号や道路標識、人や自転車、後続車や対向車、建物の陰や交差点の先など、とても多くのことに同時に注意を向けなければなりません。高齢になったり認知症になったりすると、ワーキング・メモリが衰えて、同時にいくつものことに注意を向けるのが難しくなるため、運転に適さなくなるのです。

　ところで、アクセルとブレーキの踏み間違いによる事故がたまにありますが、それにも抑制機能の低下が関わっています。ブレーキを踏むには、アクセルを踏んでいた足をアクセルから離し、ブレーキの上に移動させて、ブレーキを踏みます。「危ない！」と思ったとき、とっさにブレーキを踏むには、まず「アクセルを踏む」という動作を抑制して、足を離さなければなりません。

　ところが抑制機能が低下していると、これが難しいのです。また、ワーキング・メモリが衰えると、動作の一部を飛ばしてしまう「スリップ」も起こりやすくなります。ブレーキをかけようとして、アクセルから足を離したものの、足をブレーキに移動させるという動作を飛ばして、またアクセルを踏んでしまうのです。

話が逸れましたが、ワーキング・メモリが衰えることによって、選択的注意や分割的注意が低下すると、日常生活にさまざまな障がいが出るわけです。ただしその障がいを、すべて脳機能のせいにしてしまうのは間違いだと、私は思っています。

心にも、個人の心と、社会的関係における心と、時の流れにおける心があったように、生活の障がいにも、個人の脳機能から起こるものと、周囲の人たちとの関係から起こるものと、時の流れから起こるものがあるのではないでしょうか。

脳機能の状態によっても生活の障がいは異なりますが、周囲の人たちとどのような関係にあるかによっても生活の障がいは異なります。また、若くして認知症になった人と高齢でなった人では、日常生活に起こる障がいが異なります。

認知の仕組みは同じでも、あなたの心と私の心が異なるように、脳機能の衰えが同じ程度でも、どのような生活の障がいが起こるかは、周囲の人との関係や、その人が今、人生のどの地点にいるかによっても異なるのです。

（2）認知症の人は時空をどう捉えているか

①私たちは自分を、時空の中に位置付けて生きている

次に、認知症の人は、時空をどう捉えているかを見ていきましょう。

私たちは、自分を時空の中に位置付けて生きています。

今日は何時に起きて、電車に乗って出社して、午前中は会議があって、昼は近くの蕎麦屋で済ませ、午後は取引先に行って担当者に会ったというように、時間と空間の中に自分を位置付け、それを記憶しながら生きているのです。

普段はそのことを特に意識していませんが、「今日は何をしたんだっけ？」と思い出そうとすれば、思い出すことができます。

認知症になると、見当識に障がいが起こります。見当識とは、自分が置かれている状況を

理解する能力のことで、時間・場所・人の3つが大きな要素です。

見当識に障がいがある状態を理解してもらうために、私はよく、「眠っている間に、知らない場所に連れて行かれてしまったら？」と尋ねます。

もしもあなたが、眠っている間に、知らない場所に連れて行かれてしまったら。目が覚めたとき、どんな気持ちがするでしょうか？

自分の部屋だと思っていたのに、どこかわからない別の部屋の中にいる。今が朝なのか昼なのか、夕方なのかもわからない。親しげに声をかけてくる人がいるけれど、誰なのかわからない。あなたは誰？　ここはどこ？　今はいつ？　私はなぜ、こんなところにいるの？と、そんな風に、不安で不安で仕方がないはずです。自分が置かれた状況が理解できないと、私たちはとても不安になるのです。

しかも認知症になると、記憶にも障がいが出ます。もしも知らない場所で目覚めたら、私たちは必死で、眠る前の状況を思い出そうとするはずです。昨夜は友人と飲みに行って、最後はカラオケで、疲れが出て眠ってしまったんだった。かすかに、友人と一緒にタクシーに乗ったような記憶が……。とすると、ここは友人の家か？　といった具合です。

ところが認知症が進むと、眠る前の状況を思い出そうとしても、思い出せません。記憶の中から、今の状況を理解するための手がかりを得ようとしても、得られないのです。

「場所」の見当識障がいがあると、目的地に行くことも難しくなります。

どこかに行こうとするとき、私たちは頭の中に俯瞰《ふかん》した地図を思い浮かべています。地下鉄の階段を上って、道路に出たら左に歩いて、最初の信号を右折した先、というように。目の前に見える風景だけでなく、見えないところも含めて空間認知をしているのです。

ところが見当識障がいがあると、俯瞰した地図を思い浮かべることができなくなります。すると、今いるこの場所、目の前の風景しかわからないために、どちらに行けばいいか判断できません。

認知症が軽いうちは、よく知った場所なら行くことができますが、重くなるにつれて、よく知った場所でも道に迷い、行くことができなくなります。

「時間」の見当識に障がいが起きると、今がいつかわからなくなるだけでなく、時間の連続性も失われていきます。私たちは、「今」を時間の連続性の中で捉えています。「先ほどあの仕事を済ませたから、今はこの仕事をしていて、次はあれだ」というように、近い過去から未来までを意識して、その中に自分を位置付けて行動しているのです。

ところが、認知症によって記憶障がいが生じると、自分がしたことを覚えていられなくなります。1時間前や30分前に何をしていたかがわからなければ、自分を時間の流れの中に位置付けることができません。さっきこうしたから次はああしようという計画ができず、その場限りの一時的な行動になってしまうのです。

②親しい人が目の前にいてもわからない

「人」の見当識障がいがあると、よく知っているはずの人なのに、それが誰なのかわからないといったことが起こります。たまに来る孫も、時々来る友人も、頻繁に来る介護職員も、その人が誰で、何のためにここにいるのかが、よくわからなくなっていきます。症状が進めば、同居している配偶者や子どもでも、誰なのかわからなくなることがあります。

目の前に誰かが現れたら、私たちは相手に注意を向け、記憶と照合して、「この人は昨日も来てくれたヘルパーさんだ」などと判断します。認知症になって記憶障がいが起こったり、ワーキング・メモリの働きが低下したりすると、この一連の情報処理がうまくいかなくなるのです。

小学生の頃、こんなことがありました。祖母に留守番を頼んで、両親と弟と私が出かけ、帰ったときのことです。玄関を開けて「ただいま」と言った私たちに向かって、祖母が「どちら様でしょうか?」と言ったのです。その声は硬く、表情は強張《こわば》っていました。

驚いた母が、「どうしたの、おばあちゃん、私よ。ふざけてるの?」と言った次の瞬間、ハッと我に返ったのでしょう、祖母の顔にいつもの表情が戻りました。

このときはボヤ騒ぎの前で、家族はまだ気づいていませんでしたが、祖母は認知症による見当識障がいを起こしていたのです。祖母は、ここが自分の家であることや、留守番をしていることは覚えていたものの、家族の顔がわからなくなってしまいました。そのため、見知らぬ人たちが玄関を開けて我が物顔に入って来たことに驚き、恐怖を感じながらも、「どちら様でしょうか」と精一杯の抵抗を示したのです。

このときは一時的な見当識障がいだったため、祖母はじきに元に戻りましたが、このような状態がずっと続いたとしたら、どうでしょうか。

たとえば施設に入居して、介護職員を介護職員とわからなかったら……。見知らぬ人が自分の部屋に入って来て、勝手に何かをしている。見知らぬ人が親しげに声をかけてくるけれど、信用していいのだろうか。見知らぬ人が服を脱いで風呂に入れと言うけれど、ここで裸になって大丈夫なのだろうか。そんな風に思うのが、当たり前ではないでしょうか。人は、相手と自分との関係性がわかって初めて、安心することができます。目の前にいる人が誰なのかわからない状態は、とても不安でつらいことなのです。

③認知症の人が見ている風景と、私たちが見ている風景

私たちは年をとると、感覚器官の衰えによって老眼や難聴になるなど、周囲の世界の捉え方が変わってきます。それは認知症であってもそうでなくても同様ですが、それらとはまた別の、認知症ならではの周囲の捉え方の変化があることが、徐々にわかってきました。

たとえば、アルツハイマー病では、視野が狭くなることがわかっています。何かを見るとき、私たちは、見ようとするそのものだけでなく、その周辺もぼんやりと見ています。これを「周辺視」と言いますが、アルツハイマー病の人では、周辺視の範囲がかなり狭くなるのです。

すると、車を運転していても横から出てきた自転車に気づかないとか、顔の横から話しかけられても気づかない、といったことが起こります。そのため介護職員は、話しかけるとき

はその人の正面に回り、視野の中に入るようにしています。

さらに、何か一点に集中してしまい、全体が見えない、といったこともあります。

以前、認知症の人にお正月の情景を描いたイラストを見せて、何に見えるか答えてもらったことがあります。1月1日を示す日めくりがあり、鏡餅が置かれていて、家族が揃って雑煮を食べている場面です。

通常であれば、「お正月を祝っている」とか、「元旦の風景」などと答えるでしょう。ところが、タンスの上で寝ている猫に意識が集中してしまい、「猫だ！」としきりに言ったり、男の子に意識が集中してしまい、自分の息子だと思って、「これは○○だ」と、名前を呼んだりする人がいたのです。

「これは何の絵ですか？」と問われたとき、イラストに描かれた情報が多すぎて、何に注意を向けたらいいかわからず、とりあえず自分の興味を引いたものに意識が集中してしまったのでしょう。また、さまざまな情報を関連づけて抽象化することができなかった、ということもあります。

現実の世界では、スーパーに買い物に行って、そこがどこかわからなくなったり、スクランブル交差点で立ちすくんだり、といったことが起こります。商品がたくさんあって、人が大勢いて、何に注意を向けたらいいかわからない。自分が気になったものだけに意識が集中してしまう。情報を関連づけて、「ここはスーパーだ」とか、「スクランブル交差点だ」と判断することができない。頭の中がフリーズしたような状態、とでも言えばいいでしょうか。

私たちが、わかるのが当然だと思っている当たり前の風景が、当たり前には見えていないのです。

この前、不思議な話を聞きました。建築家は平面図、立面図、断面図とさまざまな設計図を描きますが、その際に、いきなり2次元の図面が描ける人と、3次元の立体を思い浮かべてからでないと図面が描けない人がいるのだそうです。人によって、知覚の特徴が異なるのです。

そういえば、絵の得意な人とそうでない人もいます。3次元である静物や人物や風景を、2次元の紙にすっと描ける人と、いくら練習してもうまく描けない人がいるのは、みなさん小中学生の頃に経験済みではないでしょうか。ちなみに私は、絵が苦手です。

認知機能を調べるテストにも、丸や四角のような平面の図形を模写するものと、立方体や円柱のような立体の図形を模写するものがあります。平面図形も立体図形も、紙に描かれた図形ですから、2次元であることに変わりはないのですが、実際にこれをやってもらうと、認知症の人の中には、平面図形だけが模写できない人や、立体図形だけが模写できない人がいるのです。もちろん両方できない人もいて、両方できない人の方が多いのですが。

なぜ平面図形、または立体図形だけが模写できないのか、正確な理由はわかりませんが、このような人たちは、脳の奥行きを感じる機能に異常が生じているのかもしれません。とすると、たとえば車を運転するとき、車間距離がわからず、前の車に接近しすぎてしまうかもしれません。あるいはテレビを見たとき、何が映っているのかよくわからない可能性もあります。

私たちは、2次元のテレビ画面を見ても、映像を3次元のものとして捉えています。風景を風景として感じられるのはそのためですし、スタジオのセットと人物を区別できるのもそのためです。もしも奥行きがわからなかったら、何が映っているかを把握するのは、とても難しいのではないでしょうか。

そもそも私たちが見ているものは、物理的な法則そのままの状態ではありません。目は物理法則のままに対象を捉えているのですが、脳がそれを変換しているからです。

目に映る風景は、私たちが認知している風景と上下左右が逆だということを、ご存じの方もいるでしょう。また、写真を撮ったとき、自分が思っていたよりも人物が小さく写っていた、という経験をしたことのある方も多いでしょう。私たちには、２倍の距離にいる人が半分のサイズに見えているわけではないのに、カメラのレンズには、大きさは距離に反比例するという法則に従って、２倍の距離にいれば半分のサイズに写るからです。

つまり、私たちが見ている世界は、もともと世界の実像そのものではなく、個々の脳が作り出した世界です。私たちが認知症になれば、その脳が世界を作り出します。

同じ場所で同じ風景を見ても、認知症の人が見ている世界は、私たちが見ている世界とは異なるかもしれないのです。

（3）4大認知症と、その行動・心理の特徴とは

①「認知症」の医学的な定義とは

ここで、認知症の定義を見ておきましょう。

医学的には、認知症とは「何らかの原因によって、脳に病的な変化が起こり、認知機能が以前の水準よりも明らかに低下して、日常生活に支障が出た状態」です。

「何らかの原因」とは、アルツハイマー病や脳梗塞、脳出血など、認知症を引き起こす元になる病気をさします。

原因となる病気には、頭のケガの後遺症である慢性硬膜下血腫、内分泌系の病気である甲状腺機能低下症、感染症の一種である脳炎など、さまざまなものがあります。

その中でも代表的な4つの原因による「アルツハイマー型認知症」「血管性認知症（脳血

管性認知症)」「レビー小体型認知症」「前頭側頭型認知症」を、4大認知症と呼びます。

4大認知症はまだ治すことができませんが、そのほかの認知症の中には、適切な治療を受けることで治る可能性のあるものもあります。

また、認知症は多くの場合、高齢になってから発症しますが、65歳未満で発症することもあり、その場合は「若年認知症」と呼びます。4大認知症とそのほかの認知症については、後ほど別途項目を設けて説明します。

「脳に病的な変化が起こる」とは、たとえばアルツハイマー病ならば、脳の神経細胞が死滅して、脳が萎縮します。原因はまだはっきりわかっていませんが、アミロイドβ《ベータ》という特殊なタンパク質が蓄積することで、脳の神経細胞が変質するのではないかと言われています。そのほかの病気でも脳に変化が起こりますが、それについても後ほどそれぞれ説明します。

「認知機能が以前の水準よりも明らかに低下する」とは、生まれたとき、またはごく小さい頃からの病気と区別するためです。認知症は、いったん獲得した認知機能が、後年になってその水準から低下した状態をさすのです。

「日常生活に支障が出た状態」とは、「他者の手を借りないと、日常生活が送れない状態」

という意味です。認知症とは何かと尋ねると、「脳が萎縮して記憶力が低下した状態」というように、脳の状態を答える人が多いのですが、認知症の本質はそこにはありません。脳機能の低下によって生活に支障が出た状態、自立・自律して暮らせない状態こそが、認知症の本質なのです。

脳が萎縮しても、記憶力が低下しても、それによって生活にまったく支障が生じていなければ、それは認知症ではないのです。

認知症の診断には、アメリカ精神医学会の診断マニュアル「DSM-5」が世界的に広く使われています。2013年に改定された「DSM-5」では、それまでと診断基準が変わり、「複雑性注意」「実行(遂行)機能」「学習と記憶」「言語」「知覚-運動」「社会的認知」の6つの認知領域をチェックして、診断することになりました。

特に、これまでは診るべき認知領域に入っていなかった「社会的認知」が入ったことが、大きな特徴です。

これまでの認知症の診断では、注意や記憶などの基礎的な認知機能に加えて、言語など左脳の機能と、ワーキング・メモリなど前頭葉の機能がチェックすべき主な領域でした。つまり、脳全体の複雑なネットワークに関することは、あまり調べられてこなかったのです。

新たに加わった「社会的認知」は、脳全体のネットワークを使う複雑な認知機能で、しかも生活の障がいに大きく関わっています。したがって、社会的認知が診断基準に入ったことは、よかったと思います。

ただし、あくまでも診断基準ですから、その先のことまで考えられているわけではありません。社会的認知が低下したことがわかっても、その先どうケアすればいいのか。どうすれば生活の障がいを軽減することができるのか。それは、診断とはまた別の話なのです。

先ほど、4大認知症はまだ治すことができないと述べましたが、薬がないわけではありません。現在日本では、4種類の認知症薬が使われています。

・塩酸ドネペジル（製品名：アリセプト）
　軽度から重度のアルツハイマー型認知症用。レビー小体型認知症にも使われる。
・臭化水素ガランタミン（製品名：レミニール）
　軽度から中等度のアルツハイマー型認知症用。

・塩酸メマンチン（製品名：メマリー）
中等度から重度のアルツハイマー型認知症用。
・リバスチグミン（製品名：リバスタッチパッチ、イクセロンパッチ）
軽度から中等度のアルツハイマー型認知症用。

早い段階で投薬すれば、効果が高くなると言われていますが、いずれにしても一時的に症状を改善したり、進行を遅らせたりする働きに留まっていて、残念ながら病気そのものを治すことはできません。フランスでは、副作用のわりに効果が高くないとして、2018年8月からこれらの薬が医療保険の対象から外れ、全額自己負担になりました。日本では、保険適用から外される動きはありません。

これらの認知症薬以外にも、妄想や幻覚などの症状には向精神薬が、不安や緊張などの症状には抗不安薬が、不眠には睡眠薬などが使われることがあります。また、抑肝散《よくかんさん》などの漢方薬が処方されることもあります。

②軽度認知障がい（ＭＣＩ）と認知症はどう違う？

２０１２（平成24）年の厚生労働省の調査では、認知症の高齢者は約４６２万人でしたが、現在では５５０万人近くになっていると考えられます。

また、軽度認知障がい（ＭＣＩ＝Mild Cognitive Impairment）の人は、約４００万人と推計されています。認知症の人とＭＣＩの人を合わせると、１０００万人近くに上ると考えられるわけですが、そもそもＭＣＩは認知症とどう違うのでしょうか？

ＭＣＩは、認知機能が年齢相応よりも低下しているものの、日常生活に支障は出ていない状態です。認知症が「日常生活に支障が出た状態」であるのに対して、「日常生活に支障が出ていない状態」を言うわけです。

ＭＣＩで最も多いのは、物忘れが目立つケースです。記銘力の低下などによって、頻繁に同じことを尋ねたりしますが、他者の手を借りなくても暮らしていけます。原因となる病気は認知症と同様で、アルツハイマー病や脳梗塞・脳出血をはじめ、さまざまです。とはいえ、あくまでも健常者と認知症の人の中間の状態であり、認知症ではありません。

また、ＭＣＩは固定した状態ではなく、認知症に移行する人もいれば、認知機能が正常範囲に戻る人もいます。それらの割合がどれくらいかは、研究によってばらつきがありますが、ＭＣＩから認知症に移行する率は、１年に５～15パーセント、正常範囲に戻る率は、１年に16～41パーセント、最終的にＭＣＩから認知症に移行する率は、最大で50パーセント程度と考えられています。

ＭＣＩのスクリーニング（ふるい分け）検査には、「ＭｏＣＡ－Ｊ（Montreal Cognitive Assessment-Japanese version）」という認知機能検査を使用することが推奨されています。よく使われる認知症のスクリーニング検査、「ＭＭＳＥ」よりも難しいためです。

「ＭＭＳＥ」では単語を３つ覚えてもらい、計算など別の作業をしてからそれらを思い出すという課題がありますが、「ＭｏＣＡ－Ｊ」では覚える単語が５つになっている、といった具合です。ただし「ＭＭＳＥ」も、別の検査を加えるなどしてＭＣＩの検査に使われることがあります。

ＭＣＩの診断は微妙なため、専門医でないと難しいのが現状です。専門医が診断する際には、認知症の重症度を測るための診断基準「ＣＤＲ（Clinical Dementia Rating＝臨床認知症評価法)」などを使います。

ただし、このような検査で診断できるのは、基本的に「健忘型軽度認知障がい」と呼ばれる、記憶障がいが中心のMCIです。記憶障がいが主な症状ではないMCI、たとえばレビー小体病が原因のMCIでは、記憶障がいが目立たずに、睡眠障がいや便秘などが現れますが、このようなMCIのための専用の検査は、まだありません。

ところで、MCIと診断されても認知機能が正常範囲に戻る人がいるということは、MCIは治せるのでしょうか?

じつはMCIも、多くの認知症と同様に、まだ治すことができません。医薬品でも、各種サプリメントでも、有酸素運動やさまざまな食品でも、MCIから認知症への進行を抑えるという、確かな有効性があるものはないのです。

ただし、認知症の人にアリセプトなどの薬を投与すると、進行が遅くなったり、症状が一時的に改善したりすることがあるように、MCIの人に認知症用の薬を投与すると、進行が遅くなったり、症状が一時的に改善したりすることがあります。治すことはできないものの、人によっては、ある程度の効果が見込めるということです。

ところが、日本では、ＭＣＩは病気ではない、すなわち、健康保険の対象ではありません。したがって、投薬は難しいのが現状です。

それに対して米国では、ＭＣＩが病気と認められ、「ＤＳＭ－５」にも診断基準が載りました。米国の医療保険は、民間の保険会社と個人の契約ですから、保険会社がＭＣＩに保険料を支払うことを認めたのです。

実際に、ＭＣＩと診断されると、全員が認知症になるわけではないといっても、本人も家族も悩みます。うつ状態になる人も多く、臨床医はそのような精神面の相談にも乗らなければなりません。そういったことから、米国では保険適用になったのでしょう。

日本は公的保険ですから、保険適用にすると、ただでさえ膨大な医療費がさらに増えます。ＭＣＩと診断されても、年間5～15パーセントの人しか認知症に移行しないのに、そこにお金をかけることがいいのかどうか、という問題があるわけです。

ただ、ＭＣＩと診断されて悩むのは、日本人も同様です。認知症に進行する人は少ないと言われても、平常心でいられる人は少ないでしょう。ＭＣＩと診断されてうつ状態になった本人を前にすれば、家族も悩みます。

早めに認知症薬を投与すれば、高い効果が得られる可能性があるため、認知症も早期診断・早期発見が大事だと言われますが、ＭＣＩだった場合はどうするのか。

　そこに何の手当もない現状では、早めに受診をと言われても、二の足を踏んでしまう人が多いのではないでしょうか。

　なお、世界保健機関（ＷＨＯ）が、２０１８年6月に、国際疾病分類の改訂第11版（ＩＣＤ‐11）を発表しました。ＩＣＤは、国際的に統一した基準で定められた、傷病と障がい、死因の分類で、公的統計に用いられるだけでなく、医療機関における診療録などにも活用されています。

　改訂版で、認知症は、神経認知障がい群（Neurocognitive disorder）の中における認知症（Dementia）として、位置づけられました。また、軽度認知障がい（ＭＣＩ）も、アメリカのＤＳＭ‐5と同じように、神経認知障がい群の中に含まれることになりました。日本でも今後は、ＩＣＤ‐11を考慮しながら診断分類をすることになります。

③認知症の中核症状と、行動・心理症状

　認知症の症状は、「中核症状」と「行動・心理症状（ＢＰＳＤ＝Behavioral and

Psychological Symptoms of Dementia)」の2つに大きく分かれます。

中核症状は、脳細胞が死に、高次脳機能が低下することで現れる症状です。高次脳機能とは、人にしかない高度な脳機能で、言語、認知・判断、創造・意欲、複雑な感情、などが含まれます。高次脳機能は、大脳の表面を被《おお》う新皮質が司《つかさど》っています。

中核症状の発症の時期や程度には個人差がありますが、同じタイプの認知症の人には、基本的に同じ中核症状が現れます。

それに対してBPSDは、脳機能の低下によって直接生じる症状ではなく、心身のストレスや周囲の環境など、さまざまな要因が影響し合って現れる症状です。そのため、同じタイプの認知症であっても、人によって現れる症状が異なります。

どのような症状がどのタイプの認知症に現れるかは、次の④以降で見ていくことにして、ここでは代表的な症状について簡単に説明しておきます。

まず、中核症状からです。中核症状には、記憶障がい、見当識障がい、思考・判断力の低下、遂行機能（実行機能）障がい、失語、失行、失認などがありますが、これらの症状は独立してあるのではなく、それぞれが密接に関連し合っています。たとえば見当識障がいは、時間や場所や人が記憶と照合できなくなることで生じますし、思考や判断は記憶や見当識の確かさに左右されます。このことを踏まえた上で、個々の症状を見ていきましょう。

◆記憶障がい

記憶障がいは、認知症の人に非常に多く見られる症状で、特にアルツハイマー型認知症では必ず現れます。「ご飯に何を食べたか忘れるのは単なる物忘れで、ご飯を食べたこと自体を忘れるのは認知症」と言うように、認知症の記憶障がいでは体験そのものがすっぽり抜け落ちるのが特徴です。

初めのうちは、新しいことが覚えられなくなります。さっきしたことや聞いたことを覚えていないため、何度も繰り返し同じことを尋ねたり、探し物をしたりすることが増えます。

進行するにつれて、すでに長期記憶になっていたことも、記憶から抜け落ちていきます。比較的最近のことから忘れていき、子どもの頃のことなど、昔のことほど長く記憶に保たれる傾向があります。

このように、過去に遡《さかのぼ》って記憶が失われていくことを、「記憶の逆進性」と呼びます。

ただし、過去に遡るといっても、80歳の記憶が失われ、次に70歳の記憶が失われ、60歳の記憶が失われというように、順番に規則正しく遡っていくわけではありません。

◆見当識障がい

これまでにも何度か述べましたが、見当識とは、自分が置かれている状況を理解する能力のことで、時間・場所・人の3つが大きな要素です。

時間の見当識に障がいが起きると、今の日時や季節がわからなくなると同時に、時間の流れがつかめなくなり、これまで何をしていて、このあと何をすべきか、といったこともよくわからなくなります。

場所の見当識に障がいが起きると、自分がいる場所を俯瞰して認識することができなくなり、位置関係がよくわからなくなります。初めのうちは、よく知っている場所へなら行くことができますが、しだいによく知っている場所でも道に迷うようになり、重度になると家の中でトイレの場所がわからなくなったりすることもあります。

人の見当識障がいは、症状がある程度進んでから現れます。相手が誰なのかわからなくなり、症状が重くなると、同居している家族など、身近な人のことでも、誰かわからなくなることがあります。

◆思考・判断力の低下

思考や判断には、外界からの情報を記憶と照らし合わせたり、複数の事柄を比較したりする必要がありますが、認知症になるとこのような能力が低下します。

そのため、目の前の事実にどう対処すればいいか考えたり、状況に合った行動をとったりすることが難しくなります。たとえば、出かける際に外の気温に合った服装をするといったことが、できなくなったりします。

◆遂行機能（実行機能）障がい

遂行機能とは、何かをする際に、目標を決め・計画を立て・実行し・見直す能力、「Plan・Do・See」です。複数の認知過程を含む複雑な機能であり、私たちが何気なく行っていることも、遂行機能が障がいされると、どうしたらいいかわからなくなります。

たとえば、野菜を刻むことはできても、作る料理を決めて買い物をし、手順に沿ってさまざまな材料を調理する、といった一連の行動ができなくなります。

◆失語（言語障がい）

認知症の言語障がいは、聴覚や構音《こうおん》（言葉を発する）機能に問題がないにもかかわらず、言葉が理解できなかったり、言語表現ができなくなったりした状態です。脳の言語中枢の障がいによって発症しますが、同じ言語中枢の障がいによる失語でも、脳損傷や脳梗塞・脳出血による失語が徐々に回復していくのに対して、認知症の失語は徐々に進行していくという違いがあります。

あまり知られていませんが、認知症の中には、言語障がいで発症し、言語障がいだけの時期が長く続くケースもあります。

また、言語障がいは、障がいされた脳の部位によって、「運動性失語」と「感覚性失語」に分かれます。

運動性失語は、人が話す言葉は理解できますが、自分ではうまく言葉を発することができません。感覚性失語は、言葉そのものが理解できなくなります。そのため、他者の話す言葉も理解できませんし、自分が話す言葉も意味不明です。

◆失行

手足が動かないといった身体的な問題がないのに、以前はできた行為ができなくなった状態です。血管性認知症に多く見られる症状で、「着衣失行」「観念失行」「構成失行」「観念運動失行」などの種類があります。

着衣失行は、ボタンをうまくかけられない、服を後ろ前に着る、上着の袖《そで》に足を通す、といったことが起こり、服を着ることができなくなった状態です。

観念失行は、歯ブラシやハサミなどの普段使うものを、何に使うかはわかっているのに、使えなくなった状態です。

構成失行は、ものの形を構成することができなくなった状態です。図形の模写や時計の描画《びょうが》、積み木などができなくなります。

観念運動失行は、一連の流れの中ではできる行為が、それだけを意図的にしようとするとできない状態です。ほかの人と一緒に玄関で靴を履いて出かけることはできるのに、「靴を履きましょう」と言われるとできない、といったことが起こります。

◆失認

視力や聴力などの感覚障がいがないのに、対象を認知できなくなった状態です。血管性認知症に多く見られる症状で、「相貌《そうぼう》失認」「物体失認」「聴覚失認」「半側《はんそく》空間無視」などの種類があります。

相貌失認は、顔を全体のまとまりとして捉えられなくなった状態です。メガネや口などのパーツはわかりますし、声や服装などで相手を判別することはできますが、顔で相手を判別することができません。鏡に映った自分の顔も、自分の顔だとわからなくなります。

物体失認は、日常的に使うものでも、それが何かわからなくなった状態です。目で見てわからなくても、触るとわかることがあります。

聴覚失認は、インターホンや電話の呼び出し音など、よく知っているはずの音を認知できなくなった状態です。インターホンや電話が鳴っているのはわかっても、その意味がわからないため、インターホンや電話に出なくなります。

半側空間無視は、空間の右側または左側が認識できなくなった状態です。

次に、行動・心理症状（ＢＰＳＤ）です。ＢＰＳＤは、以前は「周辺症状」と呼ばれていたもので、中核症状に、心身のストレスや周囲の環境など、さまざまな要因が加わって生じます。

行動症状と心理症状がありますが、必ずしもどちらかに分類できるわけではありません。

また、以下に取り上げたもの以外にも、さまざまな症状があります。

◆抑うつ、無気力

抑うつは、気持ちが沈んで憂うつになり、何もする気がしない状態です。無気力は、周囲への興味や関心が薄れた状態で、憂うつになるなどの気分の変化はありません。

具体的には、外出しなくなる、人に会おうとしなくなる、それまで好きだったことや趣味をしなくなる、本や新聞を読まなくなる、等の症状が現れます。

◆妄想

事実とは異なることを事実と思い込んだ状態で、「被害妄想」や「嫉妬妄想」が代表的です。中でもよくあるのが、被害妄想の一種である「物盗《ものと》られ妄想」です。財布や預金通帳などを自分でどこかにしまい、しまったこと自体を忘れて、「誰かが盗った」と言います。

◆幻覚（幻視）

実際にはないものが、非常にリアルにそこにあるように見える状態で、レビー小体型認知症に多く現れます。「部屋の中に子どもがいる」とか、「お客さんが来た」などと言われて見にいくと、誰もいない、といったことが繰り返し起こります。

◆徘徊《はいかい》

認知症の人の徘徊には、神経の障がいによってじっとしていることができず、本人の意思とは無関係に起こるものと、何か目的があってするものとがあります。後者で多いのは帰宅願望に基づくもので、自分の家にいても「家に帰る」と言って出ていきます。

ところで、「徘徊」という言葉については、現在議論があります。「道に迷っている」とか、「一人で出かける」と言い換えるべきではないか、という議論です。

それに対して、「道に迷うとか一人で出かけるというのは、介護する家族の思いがまったくわかっていない言葉だ」という反論もあります。

本来「徘徊」は、「どこともなく歩き回ること。ぶらつくこと」という意味であり、そこにネガティブなイメージはありません。ところが、認知症のＢＰＳＤとして「徘徊」という言葉が使われるようになり、言葉にネガティブなイメージが伴うようになったのです。

認知症についてあまりよく知らない人は、闇雲《やみくも》に歩き回る姿をイメージするかもしれませんし、ある程度知っている人は、介護者にとって非常に厄介《やっかい》だとか、行方不明になったり鉄道事故に遭ったりする危険性がある、ということを思い浮かべるかもしれません。

また、目的があって出て行く徘徊に関しては、「どこともなく歩き回る」という言葉の意味自体が当てはまらないということもあります。この点に関しては、「一人で出かける」も「道に迷う」も、目的があることを示しているわけではありません。人の行為を短い言葉で、その動機や背景も含めてすべて的確に表現するのは、とても難しいことなのです。

とはいえ、用語に関しては「痴呆《ちほう》症」が「認知症」に、「問題行動」が「行動・心理症状」に変わったという歴史があります。米国でも「dementia（痴呆）」が、「neurocognitive disorder（神経認知障がい）」に変わりました。

こうした用語の変更は、当事者のプライドを傷つけるような、否定的な言葉は変えようということであり、それ自体はいいことだと思います。私自身も「害」という字を使わず、「障がい」と表記するようにしています。

言葉は、使う人によっても、使われるシチュエーションによっても、意味が変わってきます。ある一つの言葉を、ただ使わなければいいというのではなく、その言葉の背景や歴史を知り、さまざまな意味を考えて、使う・使わないの判断をすることが大事ではないでしょうか。

ちなみに本書では、右記のようなことを踏まえた上で、現状で大多数の人に通じる言葉として、徘徊という単語を使用しています。

◆暴言・暴力

暴言・暴力は、自分のプライドを傷つけられたり、欲求が満たされなかったり、強い不安を感じたりと、何らかのストレスがかかったときに生じることが多いと考えられています。また、暴言を吐いたり暴力を振るったりすると、周囲の人が関わってくれるため、それが〝報酬〟となって、繰り返し行うことがあります。

◆睡眠障がい

睡眠障がいには、昼夜逆転、不眠、日中の眠気、夜間せん妄などがあります。これらの症状は、睡眠リズムの乱れや、見当識障がいによって昼夜の区別がつかなくなることなどによって生じます。

せん妄は、意識レベルが低下して、気分が不安定になったり、興奮したり、幻覚が生じたりする状態です。昼間でも起こりますが、夜間に出やすいのは、暗さと関係があると考えられています。

◆食行動障がい（拒食、過食、異食）

脳の食欲中枢に障がいが及ぶと、空腹感や満腹感を感じなくなり、拒食や過食が現れることがあります。さらに、食事をしたことを忘れて何度も食事をしたり、食事に毒が入っているという妄想によって食事を拒んだりすることもあります。

ただし拒食は、胃腸をはじめとする身体の不調が原因のことが往々にしてありますから、認知症のせいだと決めつけず、原因を探ることが重要です。

異食は、食べ物ではないものを食べることです。原因としては、臭いや味がよくわからないことと、その臭いや味の意味することがわからないことが考えられます。また、ストレス解消のために食べてしまうこともあります。

◆性的逸脱

性欲の亢進《こうしん》や抑制の欠如によって、相手の身体に触ったり、自分の性器を誇示したり、卑《ひ》猥《わい》なことを言ったりすることがあります。別の欲求不満が原因にあり、代替行為として起こることもあります。

◆仮性作業、収集癖

仮性作業とは、何か作業をしているように見える動作をすることです。さまざまな動作がありますが、トイレットペーパーを巻き取る、ティッシュペーパーを次々に抜き出す、水をコップですくってはあける、などが代表的です。なぜそのようなことをするのか真意はわかりませんが、同じ動作を繰り返すことが快感になっているのではないかと考えられています。

収集癖は、紙オムツやティッシュペーパー、スプーンや歯ブラシなど、周囲の人にはなぜそんなものを集めるのかわからないものを集める状態です。所有したいという欲求や、所有したことによる喜びや安心感が動機になって、収集するのではないかと考えられています。

◆弄便《ろうべん》

認知症が進行すると、便をもてあそんだり、食べてしまったりするケースがあります。脳の障がいによって臭いや味がわからなくなっていることや、排泄物だと理解できないことなどが背景にあります。そこへ、便をしたオムツが気持ち悪い、残便感がある、何らかの欲求不満がある、といったことが重なり、オムツを脱いだり手で便を取り除こうとしたりするのではないかと考えられています。

④「アルツハイマー型認知症」の特徴

ここからは、代表的な認知症それぞれについて見ていきます。

アルツハイマー型認知症は、認知症全体の6割以上を占める代表的な認知症で、アルツハイマー病によって発症します。次項で述べる血管性認知症との合併も多く見られます。

アルツハイマー病の原因はまだはっきりわかっていませんが、アミロイドβという特殊なタンパク質が蓄積することで、神経細胞が変質・死滅し、脳が萎縮するのではないかと言われています。進行はゆっくりで、発症する20年以上前からアミロイドβの蓄積が始まるとも言われます。

脳の萎縮は主に、短期記憶を司る海馬の周辺から始まります。そのため、初めに現れる症状は記憶障がいであることが多く、萎縮が頭頂葉や前頭葉に広がるに伴って、見当識障がい、思考・判断力の低下、遂行機能障害などが現れます。

さらに、年をとると誰でも五感が衰えますが、アルツハイマー病では、初期から嗅覚が非常に悪くなります。その理由は、臭いを伝える神経が、海馬の近くを通っているためだと言われています。


稀《まれ》にではありますが、アルツハイマー病の中には、言語障がいから始まり、数年後にほかの症状が現れるケースがあります。以下、鈴木則夫さん（滋賀県立総合病院老年内科心理判定員／臨床発達心理士・言語聴覚士）の研究に沿って述べます。

このような言語障がいを「原発性進行性失語（PPA＝Primary Progressive Aphasia）」と呼びます。PPAは、アルツハイマー病だけでなく、前頭側頭葉変性症（前頭側頭型認知症の原因）などでも起こり、いくつかのタイプがあります。

アルツハイマー病では、物の名前が出てこない、漢字が思い出せない、長い言葉が理解できない、音韻を間違える、といったことが起こります。

物の名前が出てこないとは、日常的によく使う一般名詞が出ないことで、ノートやペン、信号や横断歩道のようなありふれた言葉が出なくなります。

長い言葉が理解できないとは、たとえば「鍵をハサミと鉛筆の間に置いてください」と言われても何を言われたのかわからず、「鍵を持ってください」「ハサミと鉛筆がありますね」「その間においてください」と、短く区切って言われるとわかる、といった状態です。

音韻を間違えるとは、「鉛筆」を「エンペツ」や「エンツピ」などと言うことです。

また、ＰＰＡとは別に、アルツハイマー病の認知や行動の特徴が言語に現れて、コミュニケーションが取りにくくなるケースがあります。たとえば、以下のような場合わせ的な会話です。

「ご気分いかがですか？」

「よくないね。もうすぐあそこへ行かなきゃいけないから」

「そうですか。どこへ？」

「どこということもないけど。行かなきゃいけないでしょ。みんな行けって言うし」

「誰が行けと言うんですか?」

「誰っていうことはないけど、みんな言うよ」

アルツハイマー病では「取り繕い」と呼ばれる反応がよくあります。記憶がなかったり、情報を適切に処理できなかったりしたときに、とっさに適当に答えることで、その背景には対人関係を保とうとする気持ちがあります。右の会話などは、まさにそうでしょう。


記憶障がいから始まった認知症の場合も、進行すると言語障がいを合併します。けれどもPPAのように、記憶障がいや思考・判断の低下がほとんどない段階で言語障がいを生じると、本人がそれをとても苦にします。会話がうまくできないことを気にして、引きこもりがちになってしまうこともあります。それを防ぐには、周囲の人が認知症による言語障がいの特徴を理解して、それを補いながら会話をすることが大事です。

⑤「血管性認知症(脳血管性認知症)」の特徴

血管性認知症は、認知症全体の約2割を占めています。また、アルツハイマー病との合併も多く見られます。

血管性認知症は多くの場合、脳梗塞や脳出血の発作が起き、血管が詰まったり破れたりして血流が滞り、その部分の脳細胞が死滅することで起こります。発作が起こったあとで認知症が発症し、発作が再発するたびに段階的に症状が進みます。

多くの人で、発作は多発性、つまり何度も起こります。また、脳細胞が死滅した部分と、そうでない部分があるため、症状はまだら状で、個人差が大きいのも特徴です。

ところが中には、動脈硬化などが原因で脳の血流量が減り、脳が広い範囲で障がいされて起こる血管性認知症もあります。この場合は発作がなく、緩《ゆる》やかに発症して徐々に進行するため、以前はアルツハイマー病と診断されていましたが、近年は画像診断によって見分けがつくようになりました。

血管性認知症の症状は、障がいされた脳の部位によって異なりますが、主に記憶障がい、失語、失行、失認などが起こります。失語では、相手の言っていることが理解できない、意味のわからないことを言うなどの症状が現れ、コミュニケーションが取りづらくなります。

また、片麻痺（体の右または左半分の麻痺）や歩行障がい、嚥下《えんげ》（飲み込み）障がいなどの運動機能の障がいや、意欲低下や無気力、うつ状態などもよく見られます。さらに、些細なことで泣いたり笑ったり怒ったりする「感情失禁」が起こることもあります。

血管性認知症は、治すことはまだできないものの、ある程度予防することは可能だと考えられます。脳血管疾患と同様に、高血圧、糖尿病、肥満、脂質異常（高脂血）症、動脈硬化、喫煙などが発症の危険因子ですから、これらを改善することで発症の危険も減ると考えられるのです。

⑥「レビー小体型認知症」の特徴

レビー小体型認知症は、認知症全体の5パーセント程度と言われていますが、中には20〜30パーセントを占めるという報告もあります。レビー小体という異常なタンパク質が、高次脳機能を司る大脳皮質や、生命維持の中枢である脳幹に溜まり、神経細胞が死滅することで起こります。

レビー小体病の診断基準は、進行性の認知機能障がいに加えて、レビー小体病の中核症状である「認知機能の動揺」「幻視」「パーキンソニズム」の3つのうち、2つ以上があることとされています。

認知機能の動揺とは、認知機能の障がいがほとんどないときと、混乱したりぼんやりしたりしているときが、一日の中で激しく変動する状態です。

幻視は、ないものが見えることで、非常にリアルな幻視が繰り返し生じます。

パーキンソニズムとは、手が震える、動作が遅くなる、歩幅が小さくなり、いったん止まると次の1歩が出ない、体のバランスが取りにくい、表情が乏しくなるなど、パーキンソン病で起こるのと同様の症状をさします。レビー小体がパーキンソン病の原因物質でもあるため、同様の症状が起こると考えられています。

また、レビー小体病では、一般的に、幻視やパーキンソニズムよりも前の段階で、便秘、嗅覚障がい、レム睡眠行動障がいなどが現れることがわかっています。

レム睡眠行動障がいとは、眠っているのに夢とともに体が激しく動いたり、大声を出したりする症状です。通常、私たちは夢を見ていても、すなわち覚醒に近い状態のときでも、眠っている間は筋肉の動きが抑制されて、体が動かないようになっています。ところがレビー小体病では、脳幹の異常によって筋肉の動きが抑制されず、体が動いてしまうのです。

⑦「前頭側頭型認知症」の特徴

前頭側頭型認知症は、認知症全体の1パーセント程度と言われています。前頭葉と側頭葉の神経細胞が変性・死滅する「前頭側頭葉変性症」によって起こりますが、その仕組みはまだよくわかっていません。

前頭側頭葉変性症は、「前頭側頭型認知症」「意味性認知症」「進行性非流暢性失語症」の3つの型に分かれ、以前「ピック病」として知られていた病気は、前頭側頭型認知症に含まれます。

まず前頭側頭型認知症について述べ、そのあとで意味性認知症と進行性非流暢性失語症についても述べます。

「**前頭側頭型認知症**」は、発症年齢がアルツハイマー型認知症に比べて若いケースが多く、65歳未満で発症する若年認知症の原因としてよく見られます。物忘れや妄想などの認知症を疑う症状があまりないため、認知症だと気づきにくく、精神障がいと間違われるケースもあります。主な症状には、以下のようなものがあります。

・抑制のきかない行動

無遠慮で身勝手な態度をとる、何かしている途中で突然立ち去る、万引きや交通規則の無視などの反社会的な行動や、性的な逸脱行為を繰り返す、など。

・無気力・無関心

ぼんやりとして何もしない、引きこもる、周囲の出来事に興味を示さない、自分に無関心になる（衛生状態に気をつけない、身なりに無頓着）、など。

・常同行動

同じコースを歩き続ける（周徊《しゅうかい》）、毎日同じ時刻に同じ行動を繰り返す（時刻表的生活）、同じ言葉を繰り返し言う、毎日同じものを食べ続ける、膝や手や机などを叩き続ける、体を揺する、など。

周徊は、一見すると徘徊のようですが、いつも同じコースを歩き、道に迷うことはありません。同じ言葉を繰り返し言うとは、「この人知ってる?」「知らない」「お茶飲む?」「知らない」「ご飯食べる?」「知らない」というような状態です。

・口唇傾向・食行動の変化

目についたものをなんでも口に入れてしまう、食べ物でないものを食べる（異食）、過食、盗み食い、など。

・周囲からの刺激に影響されやすい

隣の人が立つと自分も立つ、相手の言った言葉をおうむ返しにする、ジャンケンをすると相手と同じものを出す、など。

・言語障がい

言葉の意味がわからない、言葉が出にくい（流暢に話せない）、など。

そのほかに、注意散漫、判断力の低下、計画性の欠如、思いやりや共感の欠如、ものを溜め込む、などの症状もあります。

「**意味性認知症**」は、意味記憶（言葉の意味や、それが何であるかという、知識としての記憶）が徐々に失われていくのが特徴です。初期には、言葉の意味がわからないという、語義の障がいが中心です。

語義の障がいでは、たとえば「ハサミを取って」と言うと「ハサミって何?」、「手袋をして」と言うと「手袋って何?」などと聞き返すことが多くなります。また、ハサミを見せて「これは何ですか?」と聞いても答えられず、ヒントとして語頭の音「ハ」を言うと「ハですか?」、「ハサ」と言うと「ハサですか?」と聞き返す、といったことも起こります。

さらに、「海老」を「カイロウ」、「団子」を「ダンシ」と読んだり、「能ある鷹は……」と言っても「爪隠す」と続けられない等のことも起こってきます。とはいえ、会話量は多く、流暢に話し、文法の誤りもありません。

進行するにつれて、顔を見たり、物に触れたり、音を聞いたりしても、それが何かわからないという、感覚全般にわたる意味記憶障がいが現れます。ただし、脳の左右どちら側の障がいが重いかによって症状は異なり、右側が重い場合には人物同定障害（顔を見ても誰かわからない）が初期から現れます。

常同行動も現れ、自分が決めた手順に固執し、細部まで同じ方法で繰り返します。前頭側頭型認知症の常同行動に比べて、目的を持って行動する傾向があるとされています。さらに、同じ内容の話を休みなく繰り返したり、目につくものをなんでも口に入れようとしたりすることもあります。

「**進行性非流暢性失語症**」では、流暢に話せない、言葉をうまく発音できない、考えをうまく説明できない、かなで書くときに拗音《ようおん》（小さいヤユヨ）や促音《そくおん》（小さいツ）を間違える（「きょう」を「きう」と書く、等）といった症状が現れます。

考えをうまく説明できないとは、たとえば以下のような会話です（鈴木則夫さんによる）。

「お友達とはよく出かけますか?」

「お友達とは……よく……ありません……いや……ないです」

「どこの温泉に行ったの?」

「城崎です」（即答する）

具体的な答えがある質問には比較的容易に答えられますが、複数の答えがある質問には時間がかかり、何かを説明するのは困難です。そのため言いたいことが言えず、コミュニケーションが取りにくくなります。進行すると、単語が思い出せない、単語の意味がわからない、といった症状も現れてきます。

⑧そのほかの認知症

認知症の原因は、４大認知症以外にも数多くあります。中には早期に対処すれば治る認知症もありますから、原因をきちんと知ることが大事です。

以下に、４大認知症以外の主な原因を挙げておきます。

外傷性脳損傷

交通事故などによる頭部への衝撃や激しい外傷によって、脳機能が低下して発症します。原因となる出来事があり、そのあとで意識喪失、物忘れ、見当識の喪失、麻痺などが現れます。適切な治療によって、症状が軽減する可能性があります。

慢性硬膜下血腫

頭の細い血管が切れて、脳を被う3種類の膜（外側から硬膜・くも膜・軟膜）のうち、硬膜とくも膜の間に血液が溜まり、脳を圧迫することで発症します。転んで頭を打ったり、頭をぶつけてケガをしたりしたあとで発症することが多々あります。早期に発見し、血の塊《かたまり》を取り除けば治る可能性がありますが、進行がゆっくりであるため、気づきにくいのが難点です。

頭を打ったときは、いつどのような状態で打ったかをメモしておき、1～2か月は注意深く様子を見る必要があります。

特発性正常圧水頭症

脳の中にあって脳を保護している液体・脳脊髄液が増えすぎて、脳を圧迫することで起こります。頭部外傷やくも膜下出血のあとで起こる続発性正常圧水頭症とは異なり、原因は不明です。

認知症の症状のほかに、尿失禁や歩行障がいもよく見られます。早期に発見して脳脊髄液を抜く手術をすれば、治る可能性があります。

そのほか、脳腫瘍、甲状腺機能低下症、ビタミンB12欠乏症、アルコールや医薬品の影響、高カルシウム血症、低血糖症、肝不全、腎不全、全身性エリテマトーデス、脳炎、神経梅毒、

ＨＩＶ感染、クロイツフェルト・ヤコブ病、パーキンソン病、ハンチントン病なども、認知症の原因となることがあります。

これらの中には、甲状腺機能低下症やビタミンB12欠乏症のように、早期に適切な治療をすれば比較的容易に治る可能性のあるものもあります。

（4）認知症は〝予防〟や〝治療〟できるのか？

①高学歴化すると、認知症の有病率が減る?!

認知症の最も大きな発症リスクは加齢です。つまり、平均寿命が延びて高齢化が進めば、認知症の人の割合（有病率）も増えるのが当然なのですが、じつは、この有病率が下がったというデータがあります。米国の65歳以上の人の認知症有病率が、２０００年の11・６パーセントから、２０１２年には８・８パーセントへと下がったことが、ミシガン大学の研究によってわかったのです。

いったいなぜでしょうか。平均寿命が短くなったのでしょうか？　米国人の平均寿命は、２０１５年、16年と、２年続けて短縮していますが、それまでは毎年伸びていました。とすると、寿命のせいではないようです。では、いったいなぜ？

まだ推測の域を出ないのですが、教育年数が長くなったこと、すなわち高学歴化が原因ではないかと言われているのです。教育年数が長いとは、若い頃に知的活動をたくさんすることを意味し、そうでない人に比べて、その後も知的活動に親しむ人が多いと考えられます。その結果、「認知の予備力（コグニティブ・リザーブ）」が増し、認知症になりにくくなるのではないか、というのです。

認知の予備力とは、脳細胞がダメージを受けても、それをカバーする力のことです。人の脳は、たとえば脳梗塞を起こして言葉が不自由になっても、訓練によって脳の別の部分がその機能を代替し、回復していきます。それは事後の補償作用ですが、あらかじめ知的活動によって脳の神経細胞のネットワークが密になったり、記憶を司る海馬周辺が活性化して細胞が新生しやすくなっていたりすると、同様のことがあるのではないか。すなわち、通常ならば認知症を発症する程度に脳細胞が死滅しても、認知症を発症しないことがあるのではないかと考えられるのです。

実際に、米国の疫学研究者、デヴィッド・スノウドン博士が１９８６年に始めた「ナン・スタディ」によって、教育年数が長い人ほど認知症になりにくい傾向があることがわかっています。

ナン・スタディとは、75歳から106歳までの６７８人の修道女を対象に、若年期からの生活が老年期、特にアルツハイマー病にどう影響するかを調べた研究で、亡くなった人は死後に脳の解剖もしています。修道女を対象にしたのは、彼女たちがほぼ同じものを食べ、ほぼ同じ環境で暮らし、アルコールやタバコは摂取せず、規則正しい生活を送っているため、生活上の条件のばらつきが少ないからです。

その中には、亡くなるまで認知症の症状がまったく出なかったにもかかわらず、死後に脳を解剖したところ、アルツハイマー病が最も重いレベル（ステージⅥ）に達していたシスターもいました。彼女は修士号を取得していて、生涯にわたって教育に携わり、現役を退いてからも知的な活動に勤《いそ》しんでいました。

また、この研究では、若い頃の文章力が高い人ほど、高齢になったときに認知症を発症しにくい、という報告もあります。

要するに、認知の予備力が高いと、アルツハイマー病になっても、生活に支障が出る状態になるまでに時間がかかり、そうなる前に亡くなる人が多いため、有病率が下がるのではないか、というのです。日本も高学歴化が進んでいますから、もしかしたら認知症の有病率が下がるかもしれません。

しかしそれでは、知的な活動をしていれば認知症にならないかというと、そうではありません。認知症になった人は知的活動をしてこなかったのかといえば、そんなこともありません。よく知られた認知機能検査「長谷川式認知症スケール」の考案者であり、生涯を認知症の研究に費やした精神科医の長谷川和夫さんも、自身が認知症になったと、２０１７年に公表しました。人一倍頭を使った人でも、認知症にならないわけではないのです。

②寿命が延びれば、健康寿命も、健康でない寿命も延びる

厚生労働省は、健康増進法に基づいて「21世紀における国民健康づくり運動（健康日本21）」を推進していますが、その大きな目標の一つに、「健康寿命（健康上の問題で日常生活が制限されることなく生活できる期間）」を延ばすことを掲げています。近年、「健康寿命」

という言葉をあちこちで聞くのはそのためですが、ではいったい健康寿命は延びているのでしょうか？

日本人の平均寿命は、２００１年から16年までの15年間で、男性が78・07歳から80・98歳へと2・91年、女性が84・93歳から87・14歳へと2・21年延びています。それに対して健康寿命は、男性が69・40歳から72・14歳へと2・74年、女性が72・65歳から74・79歳へと2・14年延びています（**図3－1参照**）。

平均寿命の延びから健康寿命の延びを引くと、健康でない期間の延びが出ます。これがマイナスなら、健康でない期間が短くなっていると言えます。しかし実際には、男性が0・17年、女性が0・07年のプラス、すなわち健康でない期間が延びているのです。

また、平均寿命に対して健康でいられる期間の割合を見ると、男性が88・89から89・08へと0・19パーセント増、女性が85・54から85・82へと0・28パーセント増。健康でいられる期間の割合はたしかに増えてはいますが、その延びは男女ともに1パーセント以下、微々たるものです。

これらの数値からわかるのは、平均寿命も健康寿命も延びてはいるものの、健康でない期間も延びているということ。15年前も今も、男性で8～9年、女性で12～13年の健康でない

図3-1　平均寿命と健康寿命の推移

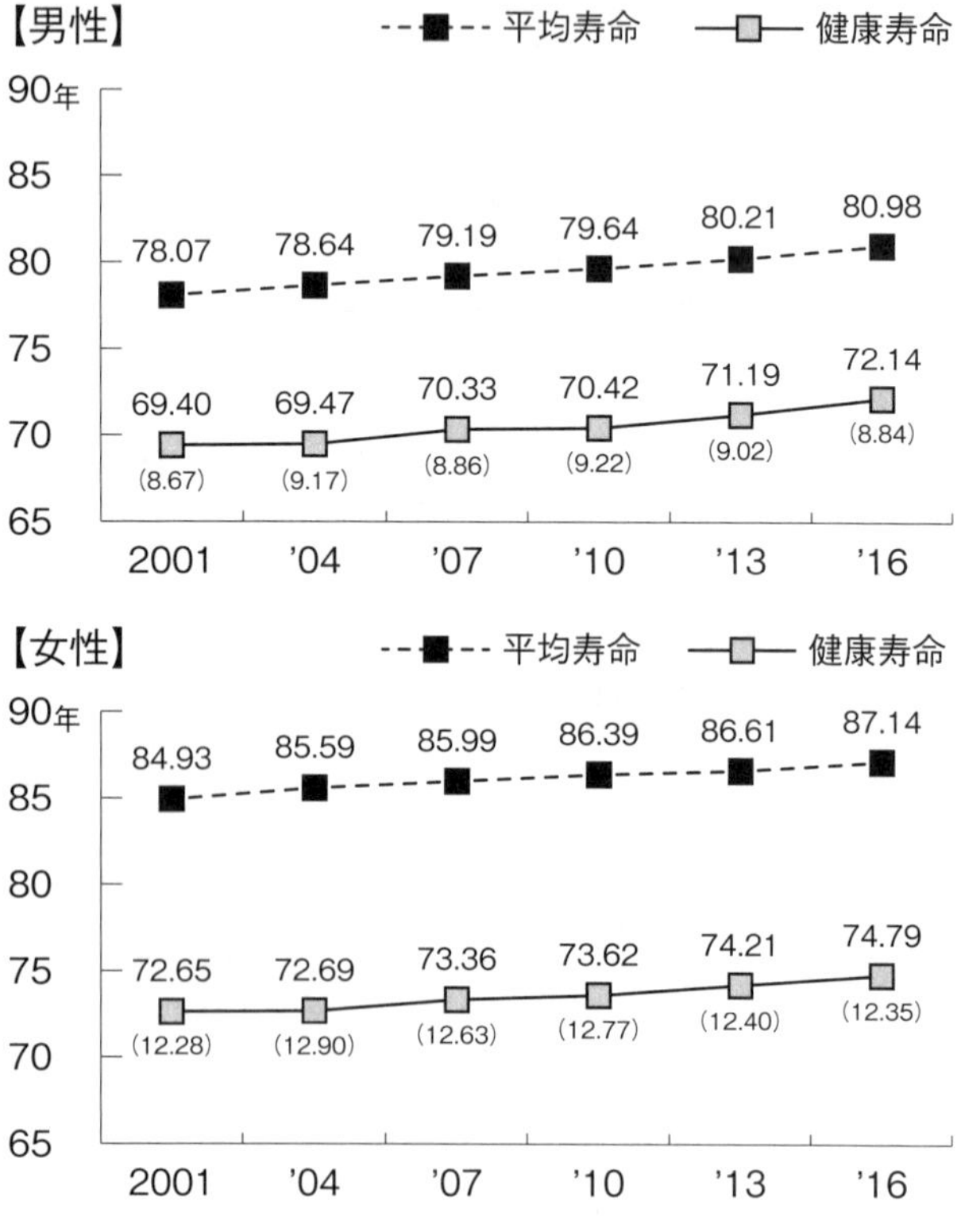

注：(　)内の数値は、平均寿命と健康寿命の差。
資料：2001～2013年は平均寿命・健康寿命ともに厚生労働省公表。2016年平均寿命は厚生労働省「2016年簡易生命表」。2016年健康寿命は厚生労働省「2016年簡易生命表」と「2016年国民生活基礎調査」を使って、厚生労働科学研究「健康寿命における将来予測と生活習慣病対策の費用対効果に関する研究」による計算法で村松氏が計算。
出典：村松容子「2016年健康寿命は延びたが、平均寿命との差は縮まっていない～2016年試算における平均寿命と健康寿命の差：基礎研レター」ニッセイ基礎研究所、2017年7月31日。

期間、すなわち健康上の問題で日常生活が制限される期間、言い換えれば要介護期間があるのです。

さらにこれらの数値からは、長寿化に伴って、要介護になる年齢が上がっていることもわかります。一面では日本人は若返っているとも言えますが、別の面から見れば、家族が介護する場合、特に配偶者の場合は、老老介護の極限に近づきつつあるということでしょう。

私は健康増進に取り組むことが無駄だと言っているのではありません。健康増進に取り組むことは大事です。しかし、健康増進に取り組んで長寿になれば、どうしても最後の10年前後は心身が弱り、要介護状態になります。これは避けられないと思った方がいいでしょう。

健康寿命を延ばすことが唯一の価値観になってしまうと、健康寿命が尽きたとき、生きる気力までも失ってしまうことになりはしないでしょうか。あるいは、健康でない人を、健康増進に取り組まなかったせいだ、自己責任だと、切り捨てることになりはしないでしょうか。それを私は恐れます。健康でなくても、障がいがあっても、ともに楽しく幸せに生きられることを、私は目指したいのです。

③認知症は予防できるのか

認知症予防にいいとされるものが、たくさんあります。たとえば、トマトとオリーブオイルを多用する地中海式の食事がいいとか、計算ドリルがいいとか、有酸素運動がいいといったことです。半信半疑ながら、それらに取り組んでいる方も多いのではないでしょうか。

初めに述べておくと、現在、認知症予防にいいとされているもので、認知症を予防できるという科学的な証拠があるものはありません。研究は世界中でなされていますが、まだ結果が出ていないのです。ではなぜ、認知症予防にいいと言われるものがあるのでしょうか？

計算ドリルなどに認められる効果は、「認知機能の低下予防」であって、「認知症予防」ではないのですが、それが混同されているのです。

脳は、使えば使うほど機能がよくなります。これまでしたことがなかった計算ドリルをすれば、脳機能は上がります。人は誰でも加齢に伴って認知機能が低下しますが、それをある程度防げるわけです。その結果、認知の予備力が高まって、認知症の発症が遅れる可能性はあります。

ただしそれで、認知症を予防できるかどうかは、また別です。認知の予備力の高い人でも認知症になることは、先に述べた通りです。

地中海式の食生活は、いわゆる長寿食ですから、脳梗塞や脳出血のリスクを下げ、ひいては血管性認知症のリスクを下げる作用はあるかもしれません。ただし、アルツハイマー病などを予防できるわけではありませんし、認知症発症の最大の危険因子は加齢ですから、長生きすればするほど認知症になる可能性が高まります。長寿食で長生きすると認知症になるリスクが高まるという、パラドックスに陥ってしまうのです。

また、そもそも、軽度認知障がい（ＭＣＩ）から認知症に移行する率は、放っておいても最大で50パーセント程度です。認知症と診断されるレベルまで認知機能が低下する人は、半数程度ということです。「ＭＣＩの人をトレーニングしたら、半数しか認知症にならなかった」という報告を見たことがありますが、それはトレーニングの効果ではなく、当たり前なのです。

④認知症は治せるのか

認知症の中には、原因によっては治るものもありますが、4大認知症（アルツハイマー型認知症、血管性認知症、レビー小体型認知症、前頭側頭型認知症）は、まだ治すことができません。今ある認知症薬は、症状を一次的に抑えるだけで、効果が限られているのです。そこで新たな認知症薬、特にアミロイドβに対する薬を作る取り組みが、世界中で行われています。

創薬における主な考え方を述べると、まず1つ目は、原因物質が蓄積する前に手を打つこと。アルツハイマー病は、発症の20年以上前からアミロイドβが蓄積し始めるとされていますから、その前に投与して、アミロイドβが蓄積するのを防ぐという考え方です。

2つ目は、タウタンパクが蓄積するのを防ぐという考え方。アルツハイマー病は、アミロイドβが蓄積した上に、さらにタウタンパクというタンパク質が変性して蓄積することで発症すると考えられているためです。

3つ目は、蓄積した原因物質を除去するという考え方です。

世界的に見ると、アミロイドをターゲットにした研究が8割、タウタンパクをターゲットにした研究が2割といったところでしょうか。

そのほかに、インスリンが認知症発症に関わっていると考えて、その研究をしている人たちもいます。インスリンは膵臓《すいぞう》から分泌されるホルモンで、血液中の糖を細胞に運び入れる働きをしています。

糖尿病になると、インスリンの分泌量が減少したり、働きが悪くなったりして血糖値が上がりますが、同時に脳内のインスリンバランスも崩れます。すると、アミロイドβの変性が促進されたり、細胞の再生が阻害されたりするらしいのです。糖尿病が認知症に関連していると言われるのは、このためです。

また、アミロイドβは、変性して液体から固体になって神経細胞に蓄積しますが、変性の引き金となる物質があるはずだと考えて、それを研究している人たちもいます。引き金となる物質が特定できれば、それが働かないようにすることでアミロイドβの変性を抑え、ひいては認知症の発症を抑えられるはずだからです。

さらに、薬ではなく運動によって、記憶を司る脳の海馬に働きかける物質を増やし、神経細胞の新生を促すことで認知症の予防や改善を目指している人たちもいます。

このようにさまざまな研究がなされ、創薬競争が繰り広げられていますが、認知症の発症を抑える、もしくは治す薬ができるのは、まだしばらく先のことでしょう。

けれども、それでは何も打つ手がないのかといえば、そうではありません。認知症を医学の視点で〝脳の病気〟と捉えれば、現状では不治の病です。けれども生活の視点で捉えれば、何も変えられないわけではありません。

やりようによっては、不自由さを減らせるかもしれない。もう少し快適にできるかもしれない。もう少し暮らしやすくできるかもしれない。薬によって症状を緩和することはできなくても、介護の仕方や周囲の接し方で、症状を緩和することはできるかもしれない。

そのように考えて行動することが大事ですし、そこにもっと注目が集まる必要があると思うのです。

第4章　認知症の人の苦しみを知る

（1） 自分が自分でなくなっていく苦しみ

①自分が認知症だと知る苦しみ

この第4章では、認知症になると直面する苦悩について、事例を挙げながら考えていきます。まず考えてみたいのが、認知症と診断されたとき、いったいどのような気持ちになるかです。

あなたは、自分が認知症と診断されたら、どうしますか?「どうしよう」と、うろたえるでしょうか。「判定ミスでは?」と、否定するでしょうか。それとも、「なんで私が!」と、怒りを感じるでしょうか。

以下は、運転免許更新時の認知機能検査にまつわるエピソードです。

Iさんは、80代の男性です。運転免許更新時の認知機能検査で異常を指摘され、警察の指示で認知症専門医の検査を受けました。結果は、アルツハイマー型認知症でした。

ところが、その診断に納得がいかなかったＩさんは、セカンドオピニオンを求めて家の近くの開業医を受診。認知機能検査を受けたところ、認知症ではないという結果でした。その診断書を持って警察に不服を申し立て、運転を続行。

警察は、第三者医療機関での診断を求め、別の専門医へ。認知機能検査の際に「今は何年ですか？」と問うと、Ｉさんは月日や曜日まで続けて答えようとしたため、制止して「今の季節は何ですか？」と問うと、怒り出しました。そのほかの検査も合わせた診断結果は、「アルツハイマー型認知症」でした。


あなたは、このエピソードをどう思うでしょうか。

Ｉさんに、「自分は認知症である」という「病識」があったかどうかはわかりません。なかったかもしれませんし、「ひょっとしたら」と不安を感じていたかもしれません。わかるのは、Ｉさんにとって運転が、自己のアイデンティティと深く結びついていること、そしてＩさんが、必死で認知機能検査の回答を覚えようとしたことです。

自分が認知症であるという事実を受け入れられなかったＩさんは、記銘力が衰えかけている中、懸命に、認知機能検査の回答を暗記しました。その甲斐あって、2回目の検査では合格点をもらいます。どんなにか嬉しく、誇らしかったことでしょう。やっぱり自分は正しかった、あの医者が間違っていたんだ、と。

ところが3回目の検査では、予想外の展開になりました。2回目の検査では、「今日の日付は何年の何月何日、何曜日ですか?」だった問いが、3回目の検査では「今年は何年ですか?」であり、次の問いが「今の季節は何ですか?」だったのです。

交通の安全を守るという意味では、Iさんが車を運転できなくなるのは仕方ありません。事故を起こしてからでは遅いのです。とはいえ、Iさんの気持ちを思うと、こちらまで胸が苦しくなります。当面は「なんで自分が!」とか、「医者や警察は何もわかっていない!」などと、怒りが激しく渦巻くでしょう。

しかし、怒りはやがて治まります。そのあと、Iさんはどうなるのでしょうか。

認知症は、自己と他者との、アイデンティティを巡る闘いでもあります。アイデンティティとは自己証明であり、「私はこういう人間です」と、相手に向かって証明しようとしているのに、「それは違う」と相手が言うのです。

以前は、本人は自分が認知症になったことがわからないし、つらくもないだろうと思われていました。というのも、高齢になって、認知機能が自然に低下していく中で発症する認知症は、本人が気づきにくく、周囲が気づいたときにはすでに重度化していて、内面を語れる状態ではなかったからです。

また、認知症が痴呆と呼ばれていた時代には、差別的に扱われることが多かったため、内面を語れる人であっても、発言しなかったからです。

そのような状況が変わったのは、２００４年、京都で開かれた国際アルツハイマー病協会の国際会議で、若年認知症の男性が自分の状態や内面を語ってからです。このときを境に、「本人は何もわからない」という、それまでの常識が覆りました。そして、自分のことを語る認知症の人が増え、少しずつ理解が進みました。

現在は、認知症の知識のある人が増えたために、高齢であっても、自分が認知症かもしれないと気づく人がいます。軽度のうちは、自分は認知症であるという「病識」もあります。そして、これから自分はどうなっていくのだろうという、「予期不安」に苦しみます。自分が壊れてしまうのではないか、おかしなことをするのではないか、家族に迷惑をかけるのではないか。そんな風に予期して不安に駆られ、苦悩するのです。

②相手に合わせざるを得ない苦しみ

認知症の人、特にアルツハイマー型認知症の人の会話には、「取り繕い」がよく見られます。「昨日の雨はひどかったですね」と言われて「そうですね」と答えたり、「ご飯、ちゃんと食べてる?」と聞かれて「食べてるよ」と答えたりしますが、実際には、昨日雨が降ったことも、ご飯をちゃんと食べているかどうかも、覚えていなかったりします。

あるいは、「家事は自分でできている?」と聞かれて、できていないのに「できている」と答えたりもします。なぜ、覚えていないことを覚えているように取り繕ったり、できないことをできると取り繕ったりするのでしょうか?

取り繕いに気づくと、家族は「なんで嘘をつくの!」などと言ってしまいがちですが、本人には嘘をついているつもりはありません。記憶がなかったり判断できなかったりして、どう答えたらいいかわからないのですが、「ここで答えなければならない」ということはわかるため、相手に合わせるのです。

このようなことが重なると、自分の意思を伝えることが、だんだんできなくなっていきま

図4-1　自律と他律の関係

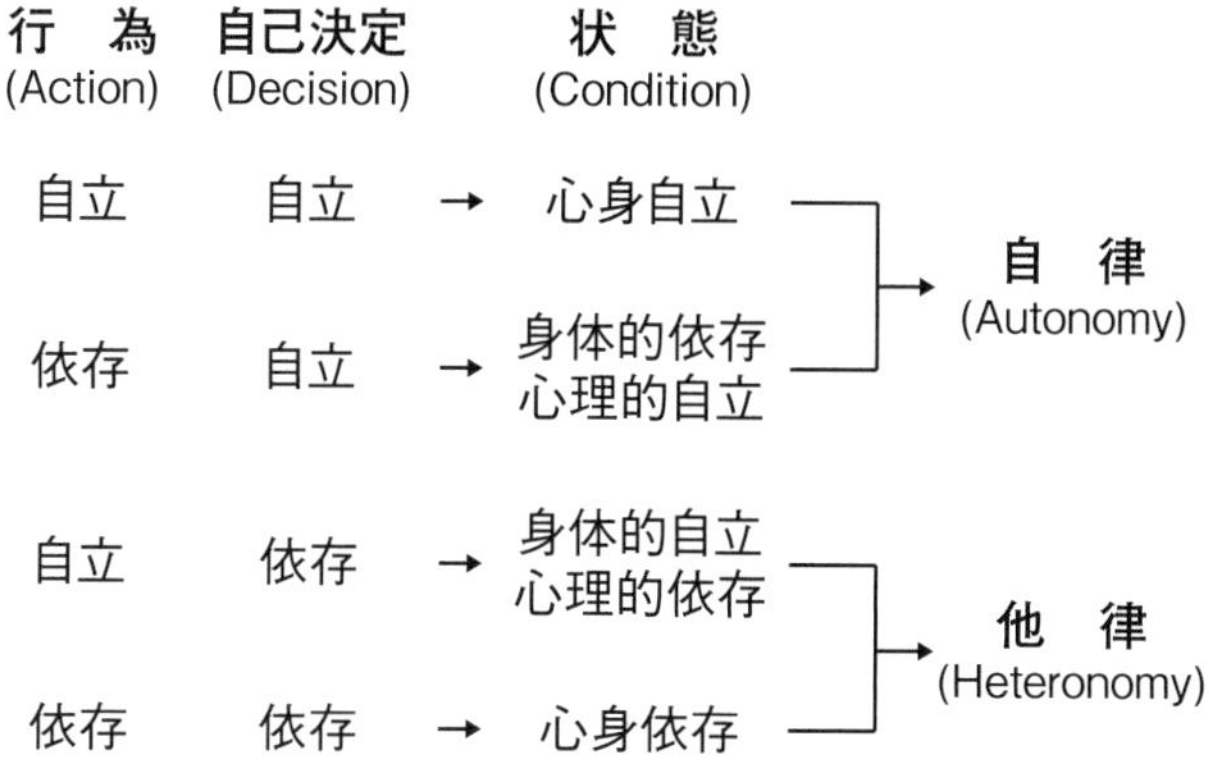

す。とっさに判断できないから、相手に合わせる。おかしな人だと思われないように、相手と同じことを言う、ごまかす。

それを繰り返すうちに、自分という存在が、しだいに弱くなっていきます。言いたいことが言えなくなり、相手の言うことに従うようになるわけで、自律性が欠如して他律になっていくのです。

自律と他律の関係は、図のように表すことができます（**図4-1**）。

ＷＨＯの定義によれば、自律性とは「人が自分なりのやり方や選択に従いながら、一日一日をどのように生きていくかということに対して感じているコントロールと処理と自己決定の主観的能力」です。それに対して自立性は、「一般的に日常生活に関連する諸機能を遂行する能力と理解されている。すなわち、他者の援助なしに、またはわずかな援助のみで、在宅生活を独立して行える能力」です。

一言でいえば、自律とは「自己決定できること」であり、自律性とは「主観的な自己決定感」なのです。認知症になると、自己決定がしだいにできなくなり、主観的な自己決定感も失われていきます。

たとえば、おなかが空いたと思っても、「残り物があるから、それでご飯を食べよう」とか、「駅前の食堂で、そばでも食べてこよう」といった自己決定ができなくなります。それで、家族や介護職員に「おなかが空いた」とか、「ご飯はまだ?」と訴えるのですが、「もうじき夕食ですよ」と言われれば、待つしかありません。

あるいは、街に買い物に行きたいと思っても、どうやって行けばいいかわかりません。それで、家族に連れて行ってもらおうとするのですが、家族が忙しければ、時間ができるまで待たなければなりません。

自分で決めたことを自分でできない。自分の行動を自分でコントロールできない。これが自律の失われた状態であり、人にとって、非常につらいことです。なぜならば、人は本来、自律的な存在だからです。

私たちは、今日はこの服を着ようとか、仕事帰りにどこへ寄ろうとか、休日には誰に会おうとか、自分の行動を自分で決めて、そのように行動します。意識はしませんが、自律的に行動しているわけで、「自分で決めている」という自己決定感、言い換えれば自由を感じています。

ところが、上司に「今日中にこれも頼む」と言われて残業せざるを得なくなり、寄ろうと思っていた店に寄れなくなったりすると、自由が奪われた気がして、腹が立ちます。その店には別の日に行くこともできるのですが、自己決定を覆され、他律的に行動しなければならないことに怒りを感じるのです。

認知症の人は、この自由が奪われた腹立たしさ、自己決定できないつらさが、日常のすべてにわたって起こってきます。しかもそれは、ほかの誰のせいでもない、自分の病気のために起こるのです。

自分で自分をコントロールできないこと。その原因が自分の内部にあること。他者に依存せざるを得ないこと。それらすべてが、誇りを持って自律的に生きてきた自分の身に起こるのです。

③人に見せたくない自分を見せてしまう苦しみ

自分で自分がコントロールできなくなるとは、自己決定ができなくなるだけではありません。「自己呈示」がコントロールできなくなることでもあります。

自己呈示とは、〝こう見られたい〟と思う自分を、相手に見せることです。私たちは、恋人の前では頼もしい男性に見えるように、親の前ではいい息子に見えるように、上司の前では有能な部下に見えるように、振る舞います。態度や言葉、表情、服装なども、こう見られたいと思う姿によって変わります。

たとえば、トップの営業成績をあげて、会社で表彰されたとき。アメリカ人は自分の能力をアピールすることが多いようですが、日本人は「みなさんのサポートのおかげです」とか、「たまたまタイミングがよかったんです」などと、謙遜することが多いようです。日本の組織では、偉ぶらない協調性のある人間だと思われた方が、好感が得られるためです。私たちは、必ずしも意識しているわけではありませんが、相手や状況によって自分をどう見せるかを演じ分けているのです。

ところが認知症になると、判断力や社会的認知の低下によって、相手や状況に応じて見せる自分を変えることができなくなっていきます。自分の思っていることをストレートに言ってしまいますし、他人には見せたくない嫌な面も、躊躇《ちゅうちょ》なく見せてしまいます。

たとえば、高等教育を受ける女性がまだ少なかった時代に師範学校を出たことを、繰り返し話す人がいます。大企業の役員だったことを、繰り返し話す人もいます。息子が有名大学に入ったことを、繰り返し話す人もいます。このような自慢話は、微笑ましくもあり、聞く方はさほど苦になりません。

けれども、本人にしたらどうでしょうか。それが自分のアイデンティティと深く関わっていることを、人に知られたいと思うでしょうか？　本来ならば、ときに自慢することがあっても、「これは単なる事実であって、別にどうってことはないのだけれど」というポーズを取るのではないでしょうか。

もっと深刻な不安もあります。人前では見せないようにしていた意地悪な面や利己的な面、ドロドロした欲望や嫉妬心、あるいは人に言えない秘密などが、露呈してしまうのではないかという不安です。かなり前の調査ですが、どこで介護されたいかを状況別に聞いたところ、ほかの病気の場合は「自宅で」という答えが最も多かったのに、認知症だけは「施設で」という答えが最も多いという結果が出ていました。

その理由の中には、見せたことのない嫌な自分を家族に見られたくない、言ってはいけないことを言ったり、秘密にしていたことを言ったりして、家族に嫌われたくない、という思いもあるのではないかと、私は思っています。要介護になると、排泄や入浴の際に、裸の肉体を晒《さら》さなければなりませんが、認知症になると「裸の心」まで晒さざるを得ない。それがつらいのです。

その不安、そのつらさは、私にもよくわかります。他者に見せている自分は、他者に受け入れられるような自分であることを、知っているからです。人は誰でも利己的な存在です。自己の生命や利益が最も大事なことは、みんな同じなのです。「人生の最終目標は、他者から『この人なら介護したい』と思われる人になることだ」と言うと、みんながみんな「それは難しい」と答えるのは、利己的な自分であることを知っているからです。

しかしその上で、敢えて「介護したいと思われる人」を目指すことが、大事ではないでしょうか。実際には、どのような自分が現れるかはコントロールできないとしても、目指すと目指さないとでは大違いです。行動にも変化があるでしょうし、何よりも「これだけ努力したのだから」という、諦めがつきます。

（2）日常生活ができなくなる苦しみ

①趣味の活動や食事を楽しめない苦しみ

Ｊさんは、退職後も高齢者大学に通ったり、趣味の写真仲間と撮影旅行に行ったりと、活動的な日々を送っていましたが、この頃はなぜかボーッとしていることが多くなりました。せっせとしていた撮影機材の手入れもしなくなり、定期購読している写真雑誌が届いても、封を切らずに置いたままです。

心配した奥さんが、「どこか具合でも悪いの？」と聞いても、「別に」と言うばかり。写真仲間との定例会の日だからと、支度を整えて送り出すと、いつもなら会合のあと居酒屋に寄ってほろ酔いで帰ってくるのに、日が高いうちに戻ってきました。いったいＪさんは、どうしたのでしょうか？

活動的だった人が家でゴロゴロしてばかりになると、家族は初め「疲れているのだろう」と思い、次いで「具合が悪いのではないだろうか」と心配になります。

それで本人に尋ねるのですが、本人はどこも悪くないと答えます。「閉じこもっているのはよくない」という頭がありますから、「具合が悪くないのなら」と、強引に外出を勧めますが、本人は嫌がり、出かけてもすぐに帰ってきてしまいます。

このような状態は、軽度認知障がい（ＭＣＩ）やアルツハイマー型認知症の初期に典型的な「意欲障がい」で、Ｊさんもそうだと思われます。ワーキング・メモリの機能が低下し、複雑な情報処理が難しくなったために、大勢の中で発言したり、写真雑誌を読んだりすることが苦痛なのです。

おそらくＪさんは、これまでに何度か、写真仲間の定例会で意見を求められて、うまく発言できなかったり、自分の作品の撮影条件を説明できなかったりしたことがあるのではないでしょうか。写真雑誌にしても、細かいデータを見てもそれが頭に入らない、という状態でしょう。もしかしたら、写真もうまく撮れなくなっていたのかもしれません。

これまで生きがいだったことが、うまくできない。やる気も出ないし、楽しくもない。どうもおかしい。おそらくＪさんは、そんな風に感じているのではないでしょうか。そして、そんな自分を認識することで不安にとらわれ、さらに気分が落ち込むという、悪循環に陥ってしまったのでしょう。ＭＣＩや認知症の初期には、うつ状態になる人がとても多いのです。ただしこの段階では、あまり複雑でない趣味ならば、まだ楽しむことができます。散歩をしたり、花を植えたり、ゆったりした音楽を聴いたり、海や山の自然を楽しんだりするなどです。Ｊさんも、何か別の趣味を持つことができれば、気持ちが上向くのではないでしょうか。

ただ、自分一人で新しいことを始めるのは難しいため、家族や友人がＪさんを誘い、一緒に始める必要があります。

何かを楽しむこと、楽しみにすることが、人の生活にはとても大切ですが、では「認知症になったとき、最後まで残る楽しみは何か」と聞かれたら、あなたは何と答えますか？　やはり「食べること」でしょうか。

ところが認知症の人の中には、食事の途中で食べるのをやめてしまう人が、かなりいるのです。認知症というと、「ご飯はまだ?」と何度も尋ねたり、大量にものを食べたりするというイメージを持たれることがありますが、じつは、食べることに興味を示さない人がかなりいます。

その理由は、正確にはわかりませんが、一つには満腹中枢が障がいされて、お腹が空かないのではないか、ということ。そして、味覚障がいによって、味がわからないのではないかということ。さらに、食べることはそれ自体にエネルギーを必要とするため、途中で疲れてしまうのではないか、ということ。食べ物を食べ物と認識できないのではないか、ということもあります。認知症の人の食器が基本的に白なのは、そのためです。模様があると食べ物と区別がつかず、模様を食べようとしてしまうことがあるのです。

人にとって食べることは、生命を維持するという役割を超えて、大きな楽しみです。食べることそのものだけでなく、メニューや食材や調理法、飲食店などについて語ることも、大きな楽しみです。「同じ釜の飯を食う」という言葉がある通り、一緒に食事をすると仲良くなりますし、初対面の人でもどんな食べ物が好きか聞くと、なんとなくその人がわかったような気がします。

食は身体の糧《かて》であると同時に心の糧でもあり、コミュニケーションの手段でもあります。

そして、多くの人にとって、食事は最後まで残る楽しみでもあります。その、生命の根源と結びついた楽しみが、認知症によって、楽しみと感じられなくなってしまう。そのことに、私は深い悲しみを感じます。

自分で自分を楽しませること、ポジティブな気持ちになることが、認知症になると難しくなります。趣味の活動をすること、映画や演劇を観ること、本や雑誌を読むこと、旅行に行くこと、ショッピングをすること、そのようなことがだんだん難しくなっていきます。その上、食べることにも興味を持てなくなったら……。

だからこそ、私は認知症の人に笑顔になってほしいと思いますし、そのためにどうすればいいかを考えたいのです。

②運転したり、料理を作ったりできない苦しみ

帰省したら、お母さんが「この頃、料理が下手になっちゃった」と言って、刺身が買ってあった、と話していた知人がいます。私の母も、数年前までは帰省すると手料理を作ってくれましたが、しばらくすると「お寿司を取ろうか」と言うようになりました。

認知症の人が暮らすグループホームでは、入居して間もない頃はみんなで夕食を作ったりしますが、時間が経つにつれて、料理をしなくなります。認知症が進んで、料理ができなくなるのです。

料理は、何を作るか決め、ストックしてあるものを確かめて、足りないものを買い、手順を考えて、同時にいくつかの作業をこなしながら作ります。遂行機能をフルに使う複雑な行為であり、認知症になるとスムーズにできなくなっていきます。

そのため、認知症になると、刺身や焼き魚といった簡単なメニューばかりになったり、お寿司を取ろうかということになったりするのです。ただし、料理を作り慣れている人は、1つの作業、たとえば包丁を使って切ることだけならば問題なくできます。

そこで、グループホームでは、職員が「キャベツを千切りにしてください」などと1つずつ指示をして、作業をしてもらいます。最初のうちは、そうすれば料理を完成させることができるのです。

ところが、認知症が進行すると、切っているうちに何をしているか忘れてしまい、いつの間にか千切りではなくざく切りになっていたりします。予定とは違うものになってしまうわけで、そうなると料理を完成させることが難しくなります。

その一方で、グループホームなどの施設には、夕方になると家に帰ろうとする女性が大勢います。自宅にいても帰ろうとする人もいます。いずれにしても、「家に帰って夕食の支度をしなくては」と思うようなのです。家族のために夕食を作ることが、一家を預かる主婦としてのアイデンティティに深く結びついているのです。

家族のために料理の腕を振るい、「おいしい」とみんなが笑顔になる。それは幸せの象徴でもあります。ところが、「あの子が帰ってくるから、好きだった料理を作ってやろう」と思ったのに、作れない。料理の途中で、何を作ろうとしていたのかわからなくなった。食べてみたら、味がおかしかった。鍋を火にかけたままほかのことに気を取られ、危うくボヤを出しそうになった。そんなことが重なって、どんどん自信がなくなっていきます。

それで、「料理が下手になっちゃった」と、言い訳をした。そのときの知人のお母さんの気持ちを思うと、胸が痛くなります。私の母も、きっと同じような気持ちだったのでしょう。あなたのお母さんは、どうでしょうか。

車の運転も、料理と並んで遂行機能をフルに使う複雑な行為です。認知症になれば、運転に適さなくなります。しかし、長年運転をしてきた人にとって、車は単なる移動手段ではありません。社会人になって、初めて買った車。その車に恋人を乗せて行ったドライブ。失意の中、一人車を走らせた夜の道。子どもができて、家族で遠出したときのこと。さまざまな思い出が、車には詰まっています。

さらに車は、自分の意思でどこにでも行けるという、自由の象徴でもあります。足腰が弱って長い距離を歩けなくなればなるほど、駅の階段がつらくなればなるほど、車は大事なものになるのです。

もちろん私は、危険な運転を放置していいと言っているのではありません。自分だけでなく他者をも傷つける可能性がある以上、認知症の人が運転免許を持てないのは仕方がないことです。

ただ、車を運転できなくなるとは、自由を失うことであり、幸せの象徴を失うことでもある。そのことがつらいのです。

③出かけて帰れなくなる苦しみ

Kさんは、夫を亡くしてから一人暮らしをしています。近所に住む息子とその妻が、ときおり様子を見に行っていますが、その際に冷蔵庫をチェックすると、同じ瓶詰めが何本も入っていたり、同じ漬け物が何パックもあったりします。賞味期限が切れているものは持ち帰って捨てるようにしていますが、古いものを食べて食中毒でも起こしたらと、気が気ではありません。

「物忘れも多くなったし、そろそろ一緒に暮らした方がいいだろうか?」と夫婦で話したその直後、老人会で行ったバス旅行のトイレ休憩中に、Kさんがサービスエリアで迷子になっていたことがわかりました。

さらに、近所のスーパーへ買い物に行って帰り道がわからなくなり、歩き回っているところを保護されるという事件も起こりました。

なぜKさんがこのような行動をとるのか、その心の内を考えてみましょう。まず、同じものを何度も買うことですが、これは健常な中高年にもよくあることです。

中高年は生活のスタイルが固定していて、使う日用品や食料品が決まっています。そのため、「いつも使うあれがないと困る」という思いがあって、たびたび買ってしまうのです。家に戻って同じものがあるのを見れば、「あ、買い置きがあった」と思うのですが、しばらくするとまた買ってしまいます。その日用品や食品が常に家にあることが、当人にはとても大事だからです。

たとえば、高齢者の中にはトイレットペーパーを大量に買い込んでいる人がいます。1970年代に起こったオイルショックの際、トイレットペーパーが手に入らなくなり、長時間並んでやっと買ったという経験をしたためでしょう。スーパーやドラッグストアにトイレットペーパーが積んであるのを見るたびに、「あるときに買っておかなくては」という気持ちが働いて、つい買ってしまうのです。

Kさんの場合、瓶詰めや漬け物はご飯を食べるために欠かせない、いわばおいしさを感じるための必需品なのです。ご飯のときに「ないと困る」と思うから買うわけで、その行為自体を止める必要はありません。「どうして同じものをいくつも買うの!」などと叱責せずに、これまで通り冷蔵庫をチェックして、古いものは捨てておけばいいでしょう。

施設で暮らす人の中には、お金のことを気にする人が大勢います。夜になると「ここには居られないから帰る」と言うので、帰宅願望かと思うとそうではなく、「食事を出してもらい、寝る場所を用意してもらったのだから旅館に違いないが、お金を払っていないから泊まれない」と思うらしいのです。あるいは、「私のお金はどこですか？」と、繰り返し尋ねる人もいます。

なぜお金のことをそんなに気にするかといえば、トイレットペーパーやKさんの瓶詰めと同様に、お金はその人にとってなくてはならない、とても大切なものだからです。しかもお金は、「これがあれば何でもできる」という、自由の象徴です。言い換えれば、自己決定の象徴、自律性の象徴なのです。

認知症になってお金のことを頻繁に言うようになると、「お金に執着するようになった」と思われたりしますが、そうではありません。それはお金がとても大切だからであり、「お金が大切だ」という私たち誰もが思っていることを、ストレートに口に出してしまうだけなのです。

次に、迷子になったことについてです。サービスエリアで迷子になった原因は、主に３つ考えられます。

１つ目は、単なる不注意で、人と話しながらトイレに行ったため、バスの位置を覚えていなかった。私たちもそうですが、目的地に人と話しながら行ったり、誰かのあとをついて行ったりすると、道を覚えていないために、一人で帰ろうとすると道に迷います。

2つ目は、バスの位置を記憶してからトイレに行ったのに、用を足す間に忘れてしまった。つまり、記銘力が低下していて、覚えていられなかったためです。

3つ目は、遂行機能の低下によって、「トイレに行って帰って来るには、バスの位置と特徴を覚えて、それから歩き出し、用を足したらトイレの同じ出入り口から出て、逆のコースで歩いて帰る」という、計画的な行動ができなかったためです。サービスエリアの広い駐車場に、似たようなバスが何台も停まっていれば、意識して「何列目の端から何番目のバスだ」と覚えてから行かないといけませんし、サービスエリアのトイレには出入り口が複数あったりしますから、どこから入ったかを覚えておかないといけません。

どの原因で迷子になったかはわかりませんが、いずれにせよ、広い駐車場の中でどこに行けばいいかわからなくなったKさんは、どんなにか心細かったことでしょう。自分たちのバスを探して、バスとバスの間に迷い込めば、視界が遮《さえぎ》られて周囲の状況がますますわからなくなります。巨大な迷路に入り込んだようなもので、パニックに陥っても不思議はありません。仲間が見つけてくれたのでしょうか、無事に自分たちのバスに戻れて、本当によかったと思います。

近所のスーパーに行って帰り道がわからなくなったのは、よく知っている場所で迷うということであり、サービスエリアで迷子になるよりも重い症状です。ただ、家からスーパーへは行けたのに、なぜ同じ道を帰れなくなったのか、不思議ではないでしょうか。

Ｋさんは、家を出たときは「スーパーへ行こう」と思っていますし、毎日のように通って道順が長期記憶に保存されていますから、意識しなくても自動的に歩いて行くことができたのです。ところが、スーパーに着いて店内を歩いているうちに、「家からスーパーに来た」という直近の記憶が失われて、自分が置かれている状況がわからなくなったのです。

私たちは、「周りを見れば、そこがスーパーだとわかるはずだ」と思います。しかしＫさんには、そこがスーパーだということが、わかりませんでした。人が大勢いて物がたくさんあるスーパーは、認知機能の低下したＫさんにとっては、情報量が多すぎるのです。そのため、たくさんの情報の中から必要なものだけを取り出し、それらを関連づけて判断することができなかったのです。

この状況をＫさんの視点で見れば、突然頭が真っ白になって、「ここはどこ？」となったわけです。なぜ、自分がここにいるのかわからない。ここがどこなのかもわからない。周りにいる人が自分とどんな関係があるのかもわからない。とにかく、早く家に帰らなくては。そう思って外に出たものの、今いる場所がどこかわからないのですから、どっちに向かって歩き出せばいいかわかりません。

私たちならば、周囲を見回して、何か見知ったものはないか探すところですが、すでに認知資源を限界まで使ってしまっていて、そんな余裕はありません。

家に帰れなくなったKさんは、泣きたい気持ちだったと思います。子どもなら、座り込んで泣きじゃくるところですが、大人ですからそんなことはしません。なんとか自力で家に帰ろうとして、歩き回ったのでしょう。「誰かに道を聞けばいいのに」と思うのは、私たちの認知に余裕があるからです。Kさんには、それすら思う余裕がありません。

よく知った道で迷子になったと聞けば、どうしてそんなことが起こるのだろうかと不思議になりますが、認知症の人の見ている世界は、私たちが見ている世界とは異なります。地図上の道で迷っているのではなく、認知上の道で迷っているのです。

④歯磨きや着替えができない苦しみ

それが歯ブラシだとわかっているのに、歯が磨けない。それが箸《はし》だとわかっているのに、使えない。それが服だとわかっているのに、着られない。認知症では、このような状態になることがあります。

自立的な生活の根幹をなす「日常生活動作（ＡＤＬ：Activities of Daily Living）」ができなくなるわけで、これができないと、「生活の質（ＱＯＬ：Quality of Life）」が低下して、生きていくことのつらさを感じます。

ただしこのような状態を招くのは、認知症ばかりではありません。身体に障がいがある場合、たとえば手が不自由であれば、歯ブラシとわかっていても歯を磨けない、箸があっても使えない、服を着られない、といった状態になることがあります。

状態としては同じなのですが、違いもあります。身体的な理由でＡＤＬに障がいがある場合は、その理由が自分でわかります。腕が上がらないからできない、指が動かないからできない、というようにです。

それに対して認知症の場合は、なぜそうなるのかが自分ではわかりません。手の機能に異常はない。これが歯ブラシだとわかる。それなのに、歯が磨けないのです。

歯が磨けない場合、一連の行為のどこに障がいがあって磨けないかは、人によって異なります。歯ブラシの使い方そのものがわからない人もいれば、歯ブラシに歯磨き粉をつけて歯を磨くところまではできるのに、口をすすぐことができない人もいます。水を吐き出すことができず、汚れた水を飲み込んでしまうのです。人にとっては、何かを飲み込んだりつかんだりするよりも、吐き出したり放したりすることの方が難しいのです。

箸を使えない場合は、箸を持てない人もいますし、箸で食べ物を挟んで口元まで持っていけるのに、口に入れられない人もいます。この場合は、手と目の協応がうまくいっていないのです。

服を着られない場合は、ボタンをうまくかけられない人もいれば、服を着る順番がわからない人、手や足をどこに通すかわからない人もいます。

身体的な理由でADLが自立できないのも非常につらいのですが、「腕が上がらないから服が着られない」「それならば、腕が上がるようになれば、服を自分で着られる」というように、理由がわかることで結論に近づくことができます。本人も家族も、その結論を目指して進むことができます。

ところが認知症の場合は、どうすれば服を着られるようになるのか、自分にも家族にもわかりません。着る順番通りに下着や服を重ねて置いておく、といった工夫で着られることもありますが、その方法が、誰にでも、いつでも通用する訳ではありません。

周りで見ている家族も、じれったいのでつい手伝いたくなりますが、「できることは自分でしないと、ますますできなくなっていく」と言われますから、手伝うのも我慢しなければなりません。本人も家族も、非常にもどかしく、苛立《いらだ》たしく、泣きたいような気持ちだろうと思います。

ＡＤＬは空気のようなもので、普段は当たり前すぎて意識しませんが、少しでも不自由になると、途端につらくなります。その大切なＡＤＬが、徐々に思うに任せなくなっていく。そして、それを止める術《すべ》がない。むごいことだと思います。

だからこそ周囲の私たちが、ＡＤＬの低下を補い、認知症の人と家族が少しでもＱＯＬを高めるにはどうすればいいかを、一緒に考え協力することが、とても大事なのではないでしょうか。

（3）「未来展望＝希望」を失う苦しみ

①明日がどうなるかわからない苦しみ

私たちの日常生活は、自分で課題を設定して、そこに向かって進んでいきます。「今日は午前中に病院へ行こう」とか、「今週中に庭の草取りをしよう」とか、「月末に孫が来るから、好きな食べ物を買っておこう」というようにです。

ところが、記憶障がいや見当識障がいが起こると、最近の出来事を振り返って現状と比較し、課題を設定することが難しくなります。

さらに「展望的記憶」、すなわち先の予定も覚えていられなくなるため、課題に向かって進むことも難しくなります。

毎週、決まった曜日に病院に行っていたとしても、今日が何曜日かわからなければ、今日病院に行くという予定がわかりません。今が夏で、雑草が繁茂《はんも》していて、放っておけばますます繁茂するという認識がなければ、草取りをしようとは思わないでしょう。前に来たときに、孫が「おいしい」と言ったものを覚えていなければ、好きな食べ物を買っておくことはできませんし、そもそも孫が来る予定を覚えていなければ、何か用意しようとは思いません。

記憶障がいや見当識障がいが起こると、昨日と今日、今日と明日がつながらなくなっていくのです。このことはすなわち、「未来展望」が失われることでもあります。

未来展望とは、将来の見通しのことであり、希望でもあります。

たとえば私たちは、「資格を取ろうと思って1年間勉強してきた。今度の試験は通るはずだ」とか、「この春に退職する。退職したらボランティア活動をしよう」というように、希望を持ちながら生きています。言い換えれば、過去から未来へと続く時間の中に、自分を位置付け、課題を設定して自律的に生きることによって、私たちは未来展望を持つのです。

未来展望が持てない状態、過去と未来がつながらない状態は、人にとって非常に不安な状態です。しかし私たちは、未来展望を持って生きるのが当たり前になっていますから、未来展望を持てない認知症の人の不安を、なかなか理解することができません。

ただ、大病を患《わずら》って手術を受けるというような非常時に、それを感じることがあります。手術は、生命の危険があるという意味でも大きな不安を感じますが、先のことがわからない、未来展望が持てないという意味でも、大きな不安を感じます。

本当に、手術をすれば完治するのだろうか。もしも手術が失敗したら、どうなるのだろうか。後遺症が残ったら、仕事を続けられるのだろうか、等々。すべてが不確実で、先の見通しが立たず、不安で仕方がありません。手術が成功し、回復の兆《きざ》しが見えて未来展望を持てたとき、すなわち希望が見えたとき、私たちはようやくほっとするのです。

認知症の人は、未来展望のない状態にずっといます。昨日がどうだったのか、明日がどうなるのか、わからない。自分がどこに向かって進んでいるのかわからず、未来が思い描けないのです。

ただ、だからと言って、「こうしたい」という思いが、まったくないわけではありません。たとえそのときだけの刹那《せつな》的な思いであっても、それがその人にとっては、とても大事なことかもしれません。

その思いを見逃さないようにすること、そして、未来展望のない「寄《よ》る辺《べ》なさ」に気づき、不安な気持ちに寄り添うことが大事です。

②家に帰りたいのに帰れない苦しみ

介護施設で事例検討をする際に使うシートには、「家族の希望」「本人の希望」という欄があります。事例検討とは、「こういうことがあって困っている」という事例について、その原因を探り、解決法を考えることです。

家族の希望欄には、たいてい「ここで楽しく暮らしてほしい」と書いてあります。一方、本人の希望欄は空欄が最も多く、次いで多いのが「家に帰りたい」です。

これらの言葉を、どう解釈すればいいのでしょうか。

家族の希望「ここで楽しく暮らしてほしい」は、「もう家で介護することはできないから、戻って来ないでほしい。でも、幸せでいてほしい」という意味でしょう。本人の希望が空欄なのは、何も言わなかったか、「家に帰りたい」と言われたけれど、どうしようもないから職員が書かなかった、ということでしょう。施設入居者には、「家に帰りたい」と言う人がとても多いのです。では、「家に帰りたい」とは、どのような意味でしょうか？

「家に帰りたい」とは、「ここにいたくない」という意味です。

家に帰りたいと言われると、介護職員は、「家族はここで楽しく暮らしてほしいと言っているし、預かった以上は帰すわけにもいかないのだから、どうしようもない」と思ってしまいがちです。

しかし、「ここにいたくない」と読み解けば、「ここにいたい」と思えるようにすればいいわけです。

施設に入居すると、ほとんどの人は、3～4か月の間「入所時不適応」を起こします。施設の暮らしに馴染めず、うつ状態になるのです。

なぜかというと、それまで自分の自由にしていた日常生活のすべて、食事の内容や時間も、お風呂にいつ入るかも、どのテレビ番組を見るかも、いつ寝るかも、施設のルールに従わなければならなくなるからです。本当は、身体的、認知的にさまざまな制約があって、自宅にいても、生活のすべてを自分の自由にできていたわけではないのですが、施設に入ると自由を奪われたと感じてしまうのです。

施設の暮らしに慣れるにつれて、入所時不適応は治まっていきます。しかし、それでも「家に帰りたい」という思いは残ります。その希望を額面通りに受け取られてしまうと、打つ手がなく、希望はいつまでたってもかないません。

この強い思いを、「ここにいたい」、もしくは「ここにいてもいい」に変えるには、どうすればいいでしょうか。

私は、「コミュニケーション」がその鍵を握っていると考えています。

介助のための声かけをするだけでなく、日常会話をすると、その中に「家に帰りたい」以外の、「こうしたい」が出てくるのではないでしょうか。

私たちもそうですが、「あなたの希望は何ですか？」といきなり聞かれても、パッと言える人はほとんどいません。家族や友人、仕事仲間などと話しているうちに、「そういえば、これがしたかった」「あれをやりたかった」ということが出てくるのが普通であり、それは認知症の人も同じです。その希望を、全部でなくても、多少形を変えてでもかなえることができれば、「家に帰りたい」が「ここにいたい」に変わる可能性があります。

ただ、介護職員はとても忙しく、日常会話が少ないのは、先に述べた通りです。認知症が進行するに連れて、会話がうまくできなくなっていくという事情もあります。

しかし、それでは認知症の人の思いを知らなくてもいいかといえば、そんなことはありません。認知症の人の思いを知ることは、とても大事です。

だからこそ、そのためにも「ＣＡＮＤｙ」を役立ててほしいのです。

（4）自分だけが別の世界に生きる苦しみ

①自分がなぜここにいるかわからない苦しみ——プライドとの闘い

Ｌさん（80代女性）は、数年前に夫を亡くし、それから長女一家と一緒に暮らしています。同居し始めた頃は物忘れが目立つ程度でしたが、近頃は夕方になるとそわそわしだし、「家に帰ります」と言って、出て行こうとします。「今はここが家でしょ。もう前の家はないのよ」と止めても、振り切って出て行ってしまいます。仕方がないので長女があとをついて行き、適当なところで声をかけるようにしていますが、ほとんど毎日のことなので、疲れ切ってしまいました。

Lさんのようなケースは「夕暮れ徘徊」とも呼ばれ、女性に多く見られます。夕方になると、「帰って夕食の支度をしなくては」と思うために、帰ろうとするのだと言われます。

たしかに、そういう面はあると思いますが、それにしても、なぜ夕方なのでしょうか。時間の見当識が低下している場合、午前と午後の区別がつかないことなどは、よくあります。なぜ今が夕方だと、わかるのでしょうか？

おそらく、夕方になったから帰ろうとするというよりは、刺激の少ない時間帯だから、「家に帰ろう」と思いつくのではないでしょうか。夕方、すなわち3時のおやつを食べてから夕食までの間は、施設でも家庭でも比較的暇な、刺激の少ない時間帯なのです。

ではなぜ、刺激が少ないと、家に帰ろうと思うのでしょうか？

まず、私たちには、何もすることがないと、何かを考えてしまう、という性質があります。あなたが休日の夕方、家でゴロゴロしているときを、想像してみてください。会社であったことや、子どものこと、ひいきの野球チームの勝敗、今晩のご飯など、さまざまなことをぼんやりと考えては、ときおりつけっ放しのテレビに注意を向け、また別のことに考えが移る、ということを繰り返してはいないでしょうか。

一方、人の〝認知資源〟には限りがあります。健常者は同時に3つのことをできるけれど、高齢になると2つ、認知症になると1つ、というようにです。外界からの刺激が多く、認知資源をいっぱいまで使っているとき、私たちはほかのことを考えません。

ところが、外界からの刺激が少ない状態、すなわち暇だと、認知資源に余裕があるために、何かを考えてしまいます。これは認知症の人も同じです。

そのため、夕方何もすることがないと、何かを考え始めます。ポジティブなことを考えてくれればいいのですが、たいていは違います。見当識が低下していると、外界の認識が曖昧で不安が強いために、居心地の悪さを感じます。「ここは自分の居場所ではない」と思うわけで、そう思い始めると、頭の中がそれでいっぱいになってしまいます。じりじりとした焦燥感があるのかもしれません。それで、「家に帰ります」と、なるのです。

実際に、「家に帰る」と言って毎日のようにグループホームから出て行く人が、よく話しかけてくれる介護職員がいる日には徘徊しない、という事例があります。

Mさん(80代女性)は、職員とはほとんど話をせず、笑うこともありません。ところがフィリピン出身の、明るく身振り手振りが大きく、声も大きく、よく話しかけてくれる女性介護職員にだけは、笑顔を見せて話をします。そして、彼女が来た日には、徘徊しないのです。会話することで認知資源をいっぱいまで使っていること、気分がポジティブになって、その場所にいることが楽しくなっていることが要因だと考えられます。じりじりとした焦燥感や不安から、解放されているのです。

もう一つ事例をご紹介しましょう。

Nさん（90代女性）は、長男の家族と一緒に暮らしていましたが、2年ほど前にグループホームに入居しました。裕福な家庭に育ったことが自慢で、ほかの入居者に対して「貧乏人のくせに」とか、「学がない」などと見下したことを言うため、関係がよくありません。

また、「長男に会いたい」「電話してほしい」と一日に数回訴え、時には車椅子を自走させて玄関から外に出ようとします。そのような場合は職員が後ろから付き添っていきますが、それに気づくと不穏になり、職員に向かって暴言を吐きます。

さらに近頃は、ほかの入居者の髪の毛をつかんだり、体を引っ張ったりという、暴力行為も見られるようになってしまいました。

Nさんはなぜ、ほかの入居者に暴言・暴力を振るったり、出て行こうとするのを見咎《みとが》められると逆上したりするのでしょうか？

じつは、これにはプライドが深く関わっています。

老いとは、プライドとの闘いです。老いて弱くなっていく情けない自分と、人生の荒波を乗り越えて生き抜いてきた誇り高い自分。２つの自分の間で揺れ動き、引き裂かれそうになって、必死に闘っているのです。

以前〝キレる老人〟が話題になったことがありますが、あれは高齢者が必死で守ろうとしているプライドを、不用意に踏みにじってしまったために、高齢者が反撃に転じた姿です。

たとえば、券売機で切符を買おうとしているとき。前の老人がもたついていて、なかなか自分の順番にならず、「チッ」と舌打ちをした。そのとたん、老人が殴りかかってきた、というようなケースです。

老人は、切符を買おうとしたものの、どうすればいいかわからず、必死で慣れない機械と格闘していたのです。わからないからといって人に質問するのは、プライドが許しません。しかし、何度やってもうまくいかず、そんなこともできない自分を情けなく感じ、プライドがズタズタになりかかっていたとき、舌打ちをされたことで、逆上してしまったのです。

プライドと闘っているのは、認知症の人も同じです。ただし違いもあります。プライドとの闘いを、人に見せるか見せないかです。私たちは、老いていく身体と闘うためにウォーキングをしている姿は人に見せても、プライドとの闘いは人に見せません。プライドと闘っている自分を見せること自体が、プライドを傷つけるからです。

ところが認知症の人は、自分を客観的に見ることが難しくなっています。プライドと闘う姿が、周囲からは虚勢を張っているように、あるいは惨《みじ》めに見えることに、気づかないのです。したがって、プライドと闘う姿を隠しません。それどころか、自分のプライドを守るために、他者をおとしめたり攻撃したりしてしまうのです。

Nさんは、人に頼まなければ電話もできない、自由に外にも出られない、弱い自分を感じています。その一方で、「なんでこの私が、こんな人たちと一緒にいなければならないのか」「ここは私の居場所ではない」という、プライドからくる怒りを感じています。

介護施設には、食事がうまくできずにこぼす人もいれば、失禁する人も、麻痺がある人もいます。じつは自分も同様なのですが、プライドを守るために、「自分はこの人たちとは違う」と思い、それを証明するために「私の家はお金持ちだ」と言ったり、ほかの人に毒づいたりするのです。

「私は高貴な生まれだ」などと言って、自分はほかの人と違うと主張する人は大勢いますし、若年認知症の人では、デイサービスで高齢者に向かって暴言を吐く、ということも起こります。やはり、「自分はこの人たちとは違う」と思うのでしょう。

Lさんの夕暮れ徘徊も、Nさんの暴言・暴力も、「なぜ私がここにいるのかわからない」「ここは私の居場所ではない」という感覚から生じています。それは認知症のせいで生じた感覚なのですが、本人にはそれがわかりません。「ここが自分の居場所だ」と感じられればいいのですが、その当たり前のことが、認知症ではとても難しいのです。

②自分の言うことを誰もわかってくれない苦しみ

アルツハイマー病の初期には、しばしば「物盗られ妄想」が起こります。介護者の中には、泥棒呼ばわりされてムッとしたことのある人も多いでしょう。自分で財布をどこかにしまい忘れたのに、こちらが盗んだと言うのですから腹が立ちます。

あるいは、ほかの入居者や家族に対して、高圧的な態度に出たり、子ども扱いしたりする人もいます。自分の言うことにほかの人が従わないと、怒ったり不穏になったりするのですが、そもそもなぜこちらが従わなければならないのかわかりません。

これらは認知症の介護によくあることですが、これを認知症の人の立場から見ると、また違った景色が見えてきます。そこにたしかにあったはずの財布が、なぜか消えてなくなるのです。

認知症の人は、自分が始終探し物をしていることや、物忘れが多いことなどは覚えていませんから、自分は記憶力が悪いとは思っていません。ところが、財布が見つからないのです。いつもの場所に、財布がない。どこか別のところにしまった記憶もない。とすれば、誰かが盗んだのだろう。きっと、いつも近くにいて財布の置き場所を知っている人、介護者が盗んだに違いない、というわけです。

こんなケースもあります。娘夫婦と一緒に暮らしているOさん（70代男性）は、娘の夫には「困ったことがあったら何でも言いなさい」などと言うのに、娘に対しては「うるさい！」とか、「早く飯にしろ！」などと怒鳴りつけます。娘にしてみれば、親身に世話をしているのに暴言を吐かれるわけで、腹立たしくも情けなくもあります。けれども、Oさんから見ればまた違った風景が見えます。

Oさんは、娘の家をどこだと思っているかは不明ですが、この場所の責任者は自分だと思っています。そして、義理の仲であるがゆえに自分を丁重に扱ってくれる婿に対しては、責任者らしい鷹揚《おうよう》な態度で接しています。ところが、何くれとなく世話を焼く娘は、「女のくせに自分に命令する生意気なやつ」であるため、癇癪《かんしゃく》を破裂させるのです。

このように、認知症の人と介護する人は、一緒にいるのに違う世界、違う現実を生きています。認知の違いがズレを生むのですが、このズレが、認知症の人のアイデンティティを崩壊させ、孤独にしていきます。

アイデンティティとは、「自分はこういう人間だ」と他者に向かって表明し、それを他者も認めること、すなわち自己証明です。「私はバリバリ仕事ができる有能な会社員だ」と思っていても、周囲の人がそう思っていなければ、アイデンティティは成立しません。

ただし私たちは、営業成績がほかの人より悪いとか、契約を取り逃がしたとか、上司に注意されたといったことで、自分が有能な会社員でないことに気づき、自己評価を修正します。ところが認知症になると、自分を客観的に見て評価すること、すなわち内省ができなくなっていきます。

「物忘れなんてしたことがない。お前が財布を盗ったんだ」と思っているのに、「物忘れがひどい。財布は自分でどこかにしまって、しまったこともしまった場所も忘れたんだ」と言われる。「俺はここの責任者で、俺がすべてを決めるんだ」と思っているのに、「あなたは私の世話を受けているのだから、私の指示に従わなければならない」と言われる。

「私は高貴な生まれで、こんな人たちと一緒に住むいわれはない」と思っているのに、「あなたは要介護の高齢者で、ここがあなたの住まいだ」と言われる。「俺は無事故無違反の優良ドライバーで、運転は抜群にうまい」と思っているのに、「あなたの運転は危険だ。免許を停止する」と言われる。

内省ができないために、自己評価と他者評価がズレたまま、溝が埋まりません。

しかも、多勢に無勢で自分に味方してくれる人はいませんし、自分は徐々に弱っていきます。人に頼らなければ何かを決定することができませんし、日々の暮らしも成り立たなくなっていきます。

他者に同調し、従わざるを得なくなっていくわけで、こうなると自分で自分のアイデンティティを守り抜くことができません。「自分はこういう人間だ」という前提が、崩れてしまうのです。

③〝特別な人〟として扱われる苦しみ

認知症と診断される前、物忘れが目立ち始めたくらいの頃には、家族に叱責されることがよくあります。「また忘れたの?」とか、「失くしちゃったの?」「わかったって言ったじゃないの」云々です。

しかし、認知症と診断されると、家族の対応が変わります。物忘れが病気のせいだとわかったことで、責めない代わりに、言ったあとで確認するようになるのです。「このこと覚えている?」と。そして、大事なことを言ったり頼んだりしなくなります。

要するに、叱責されているうちは、それでもまだ信頼されていたのが、信頼されなくなる。言い換えれば、〝特別な人〟だと思われて、誰にも頼りにされなくなるのです。

同時に、日常会話も減っていきます。私たちの日常会話は、「この前、誰それに会った」とか、「会社でこんなことがあった」「テレビでこんなことをやっていた」など、「こんなことがあった」の連続です。つまりエピソード記憶を言葉にしているわけで、記銘力が低下して最近の出来事を覚えていられなくなると、日常会話が成立しにくくなるのです。

しかし、認知症の人は話をしたくないわけではありません。話題を選んで上手に水を向ければ、驚くほどよく話すのは、これまでに述べた通りです。けれども実際には、「こんなことがあったよね」と言っても通じないために、会話がなくなっていきます。

他者から頼りにされないし、日常会話もあまりない。自分からコミュニケーションを取るのも難しい。もしも私がこの状態であったとしたら、とても孤独だろうと思います。

私たちは、他者を完全には理解することができないという意味で、誰もが孤独です。それは仕方のないことではあります。

しかし、誰もが孤独だから、認知症の人も孤独でいいかといえば、そうではないでしょう。自分から選んだ孤独ではなく、コミュニケーションがうまく取れないことによって、認知症の人は孤独にならざるを得ないのです。

そして、私たちのように、自分から周囲に働きかけてコミュニケーションを図り、孤独を緩和することもできないのです。

第5章　共によりよく暮らす方法を知る

（1）〝虐待〟は、なぜ起こるのか

①理由があれば、虐待ではない?!

第5章では、認知症の人の苦しみや生活の障がいを少しでも軽くし、共によりよく生きていくにはどうすればいいかを探ります。そのためにまず、認知症の人と共生する際に避けて通れない、虐待について考えます。

「虐待」というと、あなたはどんなことを思い浮かべるでしょうか?

ベッドに縛ることが虐待だという認識は、多くの人が持っていると思います。では、「出かけるとき、家に1人で残していくのが心配だから、ベッドに縛る」と言われたら? 迷うかもしれませんね。

このように〝条件〟がつくことで、虐待かどうかの認識は変わります。

まず、一般学生を対象に、２０１１年に私たちが行った調査を見てみましょう。

この調査では、身体的虐待、心理的虐待、経済的虐待、ネグレクト（介護拒否）の４種類について、それぞれ３項目ずつ、具体的な行為を設定し、その行為を虐待と思うかどうかを尋ねています。

各項目とも、前提条件なしの場合と、前提条件ありの場合の２種類の、計３種類について、「まったくそう思わない：１点」から「非常にそう思う：７点」までの７段階で回答してもらい、平均点を出しています。

この点数が高いほど、虐待だという認識が高いということです。また、前提条件なしの場合に対して、統計上有意に（すなわち偶然ではなくはっきりと）得点が低かった項目には（－）、高かった項目には（＋）をつけてあります。

次ページの項目を、あなた自身が虐待だと思うかどうかを考えながら、読んでみてください。

【経済的虐待】

7	高齢者の自宅を無断で売却する	6.04
	a 不要になったので、老人ホームに入居している間に高齢者の自宅を無断で売却する（−）	5.68
	b 老人ホームへの入居費用を工面するために、高齢者の自宅を無断で売却する（−）	4.89
8	金銭を渡さない	4.29
	a 無駄遣いをするので、金銭は渡さない（−）	3.83
	b 失くしたり盗まれたりすると困るので、金銭は渡さない（−）	3.81
9	高齢者の預金を無断で使う	5.74
	a 介護のために必要なお金は、高齢者の預金から無断で使う（−）	4.51
	b 自分が必要なときには、高齢者の預金を無断で使う（+）	6.19

【ネグレクト】

10	ゴミが散乱し、異臭がするような劣悪な住環境のなかで生活させる	6.50
	a 本人が気にしていないので、ゴミが散乱し、異臭がするような劣悪な住環境のなかで生活させる（−）	6.04
	b 片付けてほしいと頼まれたが、ゴミが散乱し、異臭がするような劣悪な住環境のなかで生活させる	6.56
11	十分な食事、衣服を与えない	6.52
	a 生活が苦しいため、十分な食事、衣服を与えない（−）	4.85
	b 本人がいらないというので、十分な食事、衣服を与えない（−）	4.83
12	急を要する状態であるのに、病院に連れていかない	6.44
	a 本人が拒んだため、急を要する状態であるのに、病院に連れていかない（−）	5.04
	b 自分も体調が悪いので、急を要する状態であるのに、病院に連れていかない（−）	5.29

表5-1 「以下の行為を、虐待だと思いますか?」

【身体的虐待】

1	ベッドに縛る	6.10
	a 家で1人にするのが心配なので、出かけるときはベッドに縛る (−)	5.60
	b 部屋を汚すので、出かけるときはベッドに縛る	6.17
2	食べ物を口に押し込む	5.56
	a 食べるのを拒否するので、無理やり口に押し込む	5.69
	b 待っていられないので、無理やり食べ物を口に押し込む (+)	6.38
3	振り払う	5.08
	a イライラしているときに体に触れられると、振り払う	4.94
	b 汚れた手で体に触れられると、振り払う	5.10

【心理的虐待】

4	食卓は家族と別の場所にする	4.98
	a 食べ物を散らかすので、食卓は家族と別の場所にする	5.04
	b 会話が弾まなくなるので、食卓は家族と別の場所にする (+)	5.52
5	話しかけられても無視する	5.38
	a 忙しいときは、話しかけられても無視する (−)	4.50
	b はっきりと喋らないので、話しかけられても無視する	5.46
6	失敗を大声で指摘する	4.50
	a もの忘れを繰り返すので、その度に大声でそれを指摘する	4.27
	b 耳が遠いのでよく聞こえるように、失敗を大声で指摘する (−)	3.06

どうでしょうか？「虐待とは言えないんじゃないか」と思う項目が、いくつかあったのではないでしょうか。

しかし、ここに挙げた項目は、じつはすべて虐待です。条件がつくと、特に「相手のことを心配した結果」という条件がつくと、虐待ではないと感じる人が多く、点数が低くなっているのがわかります。また、身体的虐待やネグレクトに比べて、心理的虐待や経済的虐待は点数が低く、虐待だと気づきにくいこともわかります。

虐待は、認知症の人と共によりよく暮らす方法を考える際に、避けて通れない問題です。条件によっては虐待だと気づかない場合があること、言い換えれば、言い訳があれば虐待してしまう場合があることを、私たちは心しておく必要があるのです。

②介護者主体の介護は、虐待の基準が甘くなる

私が研究者として歩み始めた１９８０年代のことです。先駆的な取り組みをしていることで有名な、認知症の人が入院している病院を見学に行ったところ、身体拘束をしているのを見て驚いた記憶があります。

当時はまだ、介護保険も虐待防止法もありませんでしたが、すでに「拘束はよくない」と言われるようになっていたため、「これほど有名な病院でも拘束しているのか」と、内心非常に驚いたのです。病院側は、「徘徊して危ないから、止むを得ず拘束している」と言っていました。

それから30年以上経った今も、虐待はなくなりません。「身体拘束ゼロ運動」が起こり、拘束はずいぶん減りましたが、なくなったわけではありません。人権と介護を天秤にかけ、介護を優先してしまっているのでしょう。

たしかに、ベッドに縛り付けておけば、歩き回ってケガをすることもありませんし、介護者の手間も省けます。しかし、縛り付けられたとき、自分だったらどんな気持ちがするか、自由に身動きできないことがどれほど苦痛かを思えば、人権と介護が両立できる方法を考えなければならないとわかります。

頻繁にベッドから降りようとするなら、どんなタイミングで降りようとするのか、時間を計って原因を探る。なぜ降りようとするのか、理由を突き止めて対処する。あるいは、センサーマットを敷いて、降りたらわかるようにする、等々。みんなで知恵を出し合えば、なんらかの方法はあるはずです。原因を探って対処するよりも、縛る方がずっと簡単ですが、簡単なことには落とし穴があるのです。

こう言うと、「忙しい介護の現場を知らないから、そんなことを言っていられるんだ」という反論が必ずあります。しかし、それは言い訳です。介護者主体の介護になってしまうと、言い訳が許され、どうしても虐待の基準が甘くなるのです。

③何が虐待かを意識して介護する

もちろん、介護の現場が常に人手不足であり、報酬も十分ではなく、疲弊しきって離職してしまう人が多いことは承知しています。家族で介護している場合にも、非常に厳しい状況であることはわかっています。

私の祖母が夜中に起き出して、鍋を火にかけたまま寝てしまい、危うくボヤを出しそうになったことはすでに書きました。そのことがあってから母は、自分の手と祖母の手を、紐《ひも》で結んで寝るようになりました。祖母が起き出せば、自分も起きるようにです。このことを言うと、大抵の人は「偉いですね」とか、「大変ですね」と言います。本当に母は大変だったと思います。しかし、これは虐待です。

ふと目を覚ましたら、自分の隣に知らない人が寝ていて、その人の手と自分の手が紐でつながれていたとしたら。見当識が低下して、相手が誰かも、ここがどこかもわからない祖母が、恐怖を感じて叫んだり暴れたりしても、不思議ではありません。

さらにある日、私が夜中にトイレに起きると、祖母の部屋から母の声が聞こえました。「おばあちゃん、一緒に死のうか」と。ドキッとして立ちすくんでいると、祖母が答えました。「イヤだよ、死ぬのは怖い」と。母にしてみれば、やりきれない思いを祖母にぶつけただけなのでしょうけれど、社会的認知が低下している祖母には、「一緒に死のうか」と言う言葉の裏にある意味がわかりません。祖母は本当に怖かっただろうと思いますし、これは心理的虐待です。

ただ、手と手を紐でつないで寝たり、「一緒に死のうか」と言ったりした母が、祖母を虐待していたと言うのは、やはり酷《こく》な気がします。追い詰められてどうしようもなく、そうせざるを得なかったのです。とはいえ、虐待は虐待です。では、どうすればいいのでしょうか？

一つには、何が虐待かを意識して介護することだと、私は思います。具体的にどのような行為が虐待なのかを、知っているのといないのでは大きな違いがあります。単に「身体拘束は虐待だ」というのではなく、「ベッドに縛ること」「無理に食べさせること」「振り払うこと」というように、具体的に思い描くことが大事です。

もう一つは、虐待を責めるのではなく、どうすれば解決できるかを、周囲の人たちが一緒になって考えることです。とはいっても、家族だけでは行き詰まってしまいますから、介護の専門職を入れることが大事です。キーになるのはケアマネジャーですから、ケアマネジャーとよく話して、どのような方法があるかを一緒に考えるといいでしょう。

そして、気持ちを切り替えること。真面目な人であればあるほど、一生懸命介護していればいるほど、自分の行為が虐待だと気づいたとき、深く落ち込みます。反省は必要ですが、反省するだけでは気持ちがネガティブになってしまいます。

気持ちを切り替えるには、やはり他者の力が必要です。「認知症の人と家族の会」などの、同じ悩みを抱える人たちの会に参加して、「この前、こんなことをしちゃった」と話をする。すると、「私も同じ」とか、「こうすればいいかも」というような返事が返ってくるはずです。

介護のただ中にあると、自分の大変さにばかりに目がいってしまいがちですが、そうなると「大変だから」を言い訳に、虐待が起こりやすくなります。「自分も大変だけれど、本当に大変なのは本人なんだ」と思うこと。それが大事なのです。

④介護する側が、苦しみの中にベネフィットを見つける

介護されるようになると、大抵の人は負い目を感じます。食事・入浴・排泄の介助など、いろいろと世話をしてもらっているのに、相手に何もお返しができないという気持ちです。

その「負債感」は、相手が家族であっても、介護職員であっても、同様に感じます。中には、「相手が介護職員なら対価を払っているわけだし、家族なら遺産を残したりすれば、負い目を感じなくてもいいのでは？」と、思う人もいるでしょう。ところが、それだけでは負債感はなくならないのです。

というのは、介護には、単に世話をする行為だけでなく、相手に対する思いやりや配慮、心配や愛情などの感情が必ず含まれるからです。たとえ職業であっても、相手のことを思いやり、親身になることなしに介護は成立しません。そして、相手が親身になってくれていることがわかるからこそ、介護される側は、何もお返しができないことに負い目を感じるのです。介護してくれるのがロボットであったら、私たちはこのような負い目を感じることはな

いでしょう。

その気持ちは、友人にお金を借りた場合を想像すると、わかりやすいかもしれません。友人にお金を貸してほしいと頼んだところ、友人がお金を貸してくれたとします。すると、お金を借りたとたんに、それまでは対等だった関係が、そうではなくなります。お金を借りた方が相手に対して負い目を感じ、上下関係が生じてしまうのです。

この負い目を挽回《ばんかい》し、上下関係を再び元に戻すには、借りたお金を返すだけでは不十分です。お金を返すだけでは、相変わらずこちらが「ありがとう」と言う側で、友人よりも立場が下なのです。それを解消するには、お金と一緒にお礼の品を渡し、相手から「ありがとう」と言われる必要があります。物理的な返済をしただけでは、私たちは心理的な負債感を解消できないのです。

介護においても同様で、相手の労力に対して、金銭的な、言い換えれば物理的な返報をしただけでは、負債感は解消できません。しかし介護される人には、介護者に報いる術がありません。そのため、介護される人は、介護者に感謝する一方で、負債感が募り、介護されることが徐々に苦しみに変わっていきます。お金を返せずに、どんどん借金が膨《ふく》らんでいくようなものです。

この負債感を解消するには、介護者が介護される人に、ときには「ありがとう」と言う場面を設けることが大事です。洗濯物を畳むのを手伝ってもらうとか、庭の草取りや花の水やりをしてもらうといった、些細なことでかまいません。できることをしてもらい、その都度「ありがとう」と言うことで、介護される側も負債感を軽減することができるはずです。

そのようなこともできない場合は、「ご飯を食べてくれてありがとう」「起きてくれてありがとう」でもかまいません。

ただし、専門職はともかく、家族の場合は、肉体的にも精神的にもギリギリの状態で介護しているのに、「ありがとう」なんて言えるわけがない、ということもあるでしょう。誤解を承知で言えば、介護とは、特に認知症介護とは、やはりつらいことなのです。

けれども、認知症という状態を白紙に戻すことができない以上、受け入れるしかありません。そして、そこになんらかの喜び、ベネフィットを見つけられるようにしなければ、やがて介護者自身がつぶれてしまいます。

では、どうすれば苦しい介護の最中にベネフィットを見つけられるでしょうか？

たとえば、介護施設や介護者の会で知り合った、同じ立場の人と話をすることで、目の前がパッと開けることがあります。その人たちに聞いた方法を試してみたら、介護がうまくいくようになった、ということもあります。家族が認知症にならなければ、その人たちと知り合うことも、雲が切れて青空が見えたような気持ちを経験することも、なかったでしょう。いわば、介護によって新たな地平が拓かれたのです。

失ったものではなく、獲得したものを考えることが重要なのですが、このようなことは意識しないとできません。無自覚でいると、人は悪い方へ悪い方へと考えてしまうのが普通だからです。同じことを何度も繰り返し考えてしまう「反芻《はんすう》」や、妄想が募っていく「妄想建築」という状態に陥ってしまうのです。

だからこそ、意識して他者と交わること。そして、認知症の人に「ありがとう」と言うことが大事です。「ありがとう」と言われたことで、認知症の人が笑顔になれば、それが介護者にとっての心理的報酬にもなるのです。

（2） 今もある偏見〝認知症は魔女の仕業〟

①自分と異なる人は怖い?!

今、認知症の人は、世界中で5000万人と言われています。一方、日本の認知症の人は約550万人で、世界の有病者の1割以上に相当します。

世界の人口76億人に対して、日本の人口は1億2000万人、1・6パーセントですから、割合からいうと極端な高さです。

日本人が世界でも飛び抜けて長寿だから、認知症の人も多いのでしょうか？　そんなはずはありませんね。認知症であっても診断されていない人が、世界にはたくさんいるのです。

2018年7月にシカゴで開催された、国際アルツハイマー病協会国際会議に参加した際のことです。「CANDy」の紹介と実践例の報告を終え、一息ついていると、「この検査を作ったのは誰ですか！」と、探している人がいると言われました。急いで駆けつけると、カタールから参加したという男性にいきなり握手を求められ、「このような検査を求めていたんです！」と、大喜びされたのです。

その人は精神科医で、認知症の診断に当たっているのですが、カタールでは高齢者の7〜8割は教育を受けていないため、計算問題が含まれていたりする「ＭＭＳＥ」のような認知機能検査は、そもそも実施不可能なのだそうです。会話でわかる「ＣＡＮＤｙ」なら、教育の程度にかかわらず認知症のスクリーニングができるというわけです。つまり、カタールの現状では、大多数の高齢者の認知症が診断不可能というわけで、このような国は、世界中にたくさんあります。

さらに、発展途上国では、認知症そのものが認知されていないという事情もあります。たとえば、ガーナでは、今でも認知症は「魔女の仕業」だと言われているそうです。あるいは、認知症を示す言葉が、「狂人」という意味である国もあります。日本でも少し前までは、「痴呆症」という差別的な言葉が使われていました。

日本では、認知症サポーターが１０００万人を超え、世界的に見れば認知症に対する理解が進んでいる方だと思われます。ところが、差別がないかといえば、あるのです。こんな話を聞きました。

その人は、週に1回、自宅の1階を開放して、若年認知症の人のための食事会を開いています。始める前に隣近所に挨拶に行き、説明をしたそうですが、いざ始まってみたら苦情が続出しました。苦情といっても、具体的に何かがあったというのではなく、「おかしな人たちが集団で歩いていて怖い。暴力でも振るわれたらどうするんだ」というような、情緒的なものです。具体的な問題があるなら対処のしようもあるのですが、そうではないだけに困っているとのことでした。

人は、自分たちの集団と異なる人たちに対して、警戒心や恐怖心を抱きます。特に日本のような同調圧力の高いところでは、社会的認知が低下して〝空気が読めない〟認知症の人は、なかなか仲間だと認めてもらえません。みんなが同じように感じ、言葉に出さなくてもわかり合えて、阿吽《あうん》の呼吸で暮らせるところが、安全で安心なのです。そこに、そうでない人が入ってくると、安全や安心が乱されたと感じ、排除しようとするのでしょう。

さらに、テレビや新聞で報道されたことを、自分たちに直接関わる問題だと思ってしまうことも、差別感情を助長しているのかもしれません。車を運転していて事故を起こした。徘徊して線路に入った。行方不明になった。このような報道は、それが特別なことだから報道されるのであって、日常茶飯に起こっているわけではありません。

もちろん、それらの事件・事故から学ぶべき点はありますが、認知症の人がいるからといって、直ちに事件・事故が起こるわけではないのです。

②認知症の人の権利を守れるのは〝自宅〟だけ？

認知症の人の人権をどうやって守るかは、とても難しい問題です。差別と人権は表裏一体で、差別は相手の人権を認めないところに生じます。

福祉先進国のデンマークでは、日本の特別養護老人ホームに相当する「プライエム」という介護施設がありましたが、人権を守るために、それを廃止して在宅介護のみにしました。若い頃から住んでいる家に住み続ける人もいれば、高齢者住宅に移り住む人もいますが、基本的にそこは〝自宅〟であり、〝施設〟ではありません。介護者は、必要に応じて外からやってきて、短時間滞在してサービスを提供し、帰っていきます。

なぜそれが人権を守ることになるかといえば、施設に入居するとは〝隔離される〟ことであり、人権に反しているとの考え方からです。デンマークでは、以下のような「高齢者3原則」があり、これに沿って政策が決定されます。

1　これまで暮らしてきた生活と断絶せず、継続性をもって暮らす（生活の継続性に関する原則）

2　高齢者の自己決定を尊重し、周りはこれを支える（自己決定の原則）

3　今ある本人の能力に着目して、自立を支援する（残存能力の活性化に関する原則）

したがって、生活の継続性が保てず、一日のスケジュールが決められていて自己決定できないプライエムは、この原則に反するのです。

日本では、介護施設に入ることを人権侵害だと思う人は、ほとんどいないのではないでしょうか。むしろ、家では介護しきれなくなった人を預かることで、本人も家族も救ってくれる最後の砦、という位置付けでしょう。

日本とデンマークとでは、社会の仕組みも国民性も異なりますから、一概に日本でもデンマーク方式がいいとは言えません。ただ、人権を重視するならば、介護施設であっても、自己決定を尊重するべきであることは確かでしょう。

とはいえ現状では、食事や入浴などの日課を、スケジュール通りではなく、自己決定に任せる、すなわち自由にしたのでは、施設は回っていきません。介護者が未熟な場合や、人手が少ない場合は、かえって危険でもあります。そう考えると、人権を守れるのは自宅しかないのです。

しかし、在宅介護にすれば、本当に人権は守れるのでしょうか？　認知症の人の自己決定を尊重するというよりは、大抵のことは家族が決めて、当人はそれに従うだけ、という状況にならないでしょうか。

ケアプランも、本来ならば本人の意思を尊重して決めるべきものですが、ケアマネジャーと家族が決めてしまったりはしないでしょうか。「本人のためを思って」とか、「忙しいから」を言い訳にして、虐待してしまうことはないでしょうか。

考えれば考えるほど難しい問題です。けれども認知症の人は、自分で自分の人権を守ることができないのです。だからこそ私たちは、いつも心のどこかで認知症の人の人権を意識している必要がありますし、それについて考え続けなければいけないと思うのです。

（3）認知症の人の世界を大事にする

①敬称は「さん」か「先生」か

認知症の人の人権を守ることは、非常に重要かつ難しい問題ですが、その根底には、相手を自分と同じ一個の人間として見ているかどうかという問題があります。そして、相手を一個の人間として見るとは、相手の世界を認めることでもあります。

もうずいぶん前のことですが、数名のゼミ仲間とともに、介護老人保健施設にいる大学院時代の恩師を見舞いに行ったことがありました。介護老人保健施設は、急性期を脱した患者が、自宅に帰れるようにリハビリなどを行う施設です。恩師は脳梗塞で倒れ、一命は取り留めたものの、認知機能の障がいがまだらに残った状態でした。

その際に、若い介護士が恩師を「〇〇さん」と呼ぶのを耳にして、私たちは大きな違和感を覚えました。私たちは彼を「先生」としか呼んだことがなかったからです。それで、仲間の一人が、「この人は偉大な先生なのだから、〝〇〇さん〟ではなく〝〇〇先生〟と呼んでほしい」と言ったところ、「ここでは皆さん平等ですから」と言われてしまいました。

このエピソードを、あなたはどう感じるでしょうか。病院や施設では、みんな一個の人間であり平等なのだから、「さん」と呼ばれるのが当たり前だと思うでしょうか。

恩師は、「自分は大学教授である」というアイデンティティを、とても重視している人でした。他者に見せる自分というものを意識し、いつもきちんと背広を着て、威厳のある立ち居振る舞いをしていました。私たちが見舞いに行ったときは、テーブルの付いた椅子にうつ伏せになり、うたた寝をしていましたが、「先生！」と呼びかけるとパッと起きて、こう言いました。「今、睡眠の実験をしていました」と。

おそらく、「先生」と呼ばれたことで教え子であることがわかり、うたた寝をしている姿を見られたくなくて、とっさに「睡眠の実験をしていた」と言ったのでしょう。彼の心の中ではそのときも、自分は大学教授だというアイデンティティが、大きな比重を占めていたのです。

認知症の人の世界を大事にするという意味では、「さん」ではなく「先生」と呼ぶべきだろうし、その方が恩師は落ち着いたと私は思います。しかし、それならば、ほかの人たちをどう呼べばいいのでしょうか？　社長だった人を「◯◯社長」と呼ぶべきでしょうか。では、部長だった人は？

その人がどのようなアイデンティティを持っているかを理解して、対応することはとても大事です。しかし、どうすればその人のアイデンティティを尊重したことになるのでしょうか。誰かのアイデンティティを尊重した結果、ほかの人との間に不平等が生じるとしたら、どうすればいいのでしょうか。一律に「さん」と呼べば面倒はありませんが、それでいいのでしょうか。

答えは、ケースバイケースで考えていくことの中にしかないでしょう。単純に、「みんな平等だから、さん付けでいい」というのでは、認知症の人の世界を大事にすることはできません。呼称は同じさん付けでも、どうすればその人の世界を尊重できるのか、アイデンティティを守れるのかを考えた上で、「◯◯さん」と呼ぶことが大事だと思うのです。

②怒らない、否定しない、共感する

認知症になると、記憶や見当識の障がいによって、心の中の世界と現実の世界が食い違っていきます。私の恩師が、心の中の世界では自分は今も人から尊敬される教授なのに、現実の世界では一個の無力な老人として扱われていたようにです。

そして、認知症の人が現実と異なる言動をとると、周囲の人、特に家族は、驚いて、怒ったり否定したりしてしまいがちです。「財布を盗んだ」と言われて驚き、「自分でしまい忘れたくせに！」と怒ったり、「家に帰る」と言われて驚き、「あなたの家はここでしょ！」と否定したりすることは、よくあります。

しかし、認知症の人には、自分の世界と周囲の世界のズレがわかりませんから、怒られたり否定されたりすると、混乱してしまいます。さらに、「怒られた」「否定された」というネガティブな気持ちが残って積み重なっていくため、うつ状態になったり、行動・心理症状が悪化したりすることもあります。

そうならないためには、認知症の人の世界を認め、共感することが大事です。

たとえば、「財布を盗んだ」と言われた場合。泥棒呼ばわりされると、「この人は私をそんな風に見ていたのか」と思い、怒りが込み上げますが、認知症の人が妄想状態のときは、興奮しているため、言い返すと余計興奮して状態が悪化してしまいます。

それを避けるには、相手の訴えに耳を傾け、共感的な態度で聞くことが大事です。泥棒呼ばわりされても否定せず、「一緒に探しましょう」と言って、一緒に探します。すると、だんだん落ち着いていきます。

また、認知症の人の中には、荒唐無稽な話をする人もいます。「私は天皇家の末裔《まつえい》だ」とか、「駅前のビルは私がお金を出して建てた」「市長に呼ばれているから、行かないといけない」等々です。

このような話をされると、「バカなこと言わないでよ!」などと、家族は否定します。そうでないことは明らかですし、人前でこのような誇大妄想的な話をされると、家族自身が恥ずかしいからでもあります。

しかし、やはり否定するのはよくありません。内容はさまざまですが、誇大妄想的な話の背景には、必死に自分を守ろうとする気持ちがあるのです。

自分で自分が思い通りにならず、介護されるようになると、私たちは自尊心が傷つきます。プライドが高い人は、特にそうです。一方、私たちは「自分は生きている価値のある人間だ」と思わなければ、生きていくことができません。そこで無意識のうちに、傷ついた自尊心を回復しようとして、自分はすごい人物なのだと、自尊感情が高まるようなことを言うのです。

あるいはまた、果たせなかった夢や、忘れようとしても忘れられないつらい記憶が、妄想となって現れる場合もあります。

その女性は、特別養護老人ホームに入居していましたが、「もうすぐ赤ちゃんが生まれる、お産婆さんを呼んで！」と、毎日のように繰り返し職員に訴えるのです。もちろん、70歳を過ぎた女性に、赤ちゃんが生まれるはずはありません。なぜ、そのようなことを繰り返し訴えるかというと、原因は50年以上も昔のつらい出来事にありました。

その女性は若い頃、姑との折り合いが悪く、妊娠したのに堕胎させられて、離縁されてしまったのです。産みたかったのに産めなかった赤ちゃんへの思いが、認知症になったとき、一気に吹き出したのです。

家族に話を聞き、このことを知った職員が、赤ちゃんの人形を渡すことで、女性は落ち着きました。認知症の人の世界に共感し、寄り添ったのです。もしも「人騒がせな入居者」で終わっていたら、彼女の願いはかなうことなく、つらい気持ちのまま晩年を過ごさなければならなかったのではないでしょうか。

③関わる前の状態を把握する

認知症の人のために何かをしたら、なぜか急に不機嫌になってしまった、という経験をしたことはないでしょうか？　たとえば、音楽を聞かせたり、美しい風景の写真を見せたりしたら、急に怒り出したというようなケースです。

「穏やかな気持ちになってほしい」とか、「楽しい気分になってほしい」と思ってしたことが、逆の結果になってしまったわけで、介護する人は驚きます。けれどもそれは、認知症の人の身になってみれば、怒るのが当然かもしれません。

なぜかというと、理由は主に２つあります。

まず１つ目は、認知症の中核症状の一つである「失認」によって、音楽や写真を、まとまりのある全体像として捉えられないことがあるからです。

たとえば「相貌失認」では、顔を「全体性を保った〝顔〟」として認識することができず、目や鼻や口といったパーツでしか認識できなくなります。それが音楽で起こると、まとまりのある「曲」としてではなく、バラバラな音として認識してしまい、雑音にしか聞こえなくなります。風景写真では、木や山や湖といった個々の要素は見えても、風景として捉えられなくなります。

また、音楽を聞いたり写真を見たりする環境によっては、注意がほかのものに向いてしまい、音楽や写真に集中できないといったこともあるでしょう。

2つ目は、音楽を聞いたり写真を見たりする前の、その人の精神状態がどうだったかという問題です。介護の場面では「こうしたら、こうなった」と、ある行為に対して生じた結果については考えるのですが、その行為をする前の状態がどうだったかを考えることは、少ないのではないでしょうか。けれども大事なのは、何かをする前の状態です。

私たちもそうですが、ぼんやりしているときや不機嫌なときに、突然音楽を聞かされても、楽しむことができません。ましてや、認知症でなくとも、高齢になると、意識をいつも清明に保っているのが難しくなります。ぼんやりしていることが増えるわけで、そのような状態のときに強い刺激をいきなり与えると、興奮してせん妄状態になってしまうことさえあります。しかも、ぼんやりしているかどうかは、外見からは判断できないことがあるのです。

したがって、認知症の人に音楽などを楽しんでもらおうとするときは、あらかじめ声をかけたり話をしたりして、意識をはっきりさせておくことが大事です。あるいは、食事のあとは眠くなるというように、意識状態がいつぼんやりして、いつクリアになるのか、パターンをつかんでおくことも大事です。

相手にとっていいことをしようとする場合、「いいこと」であるだけに、私たちは相手の都合を考えず、こちらの都合で行動してしまうことがあります。しかし、相手の状態によっては、それがいいことにならないことがあります。

認知症の人の世界を大事にするとは、こちらの都合ではなく、相手の都合を大事にすることでもあるのです。

④認知症の人の立場に立って考える

認知症の人の世界を大事にするとは、言い換えれば、認知症の人の立場に立って考えることです。

「何でそんなことをするのだろう?」と思ったとき、ともすれば私たちは、私たち自身の常識を当てはめて考えてしまいがちです。それでいい場合もありますが、基本的にはいったん常識を捨てて、相手の立場に立って考える必要があります。

たとえば、「お風呂に入れようとしたり、オムツを交換しようとしたりすると、激しく抵抗されてうまくいかない」という場合。介護者の立場からすれば、清潔を保つためですし、入浴やオムツ交換は気持ちいいことのはずなのに、なぜ抵抗されるのかわかりません。しかし、本人にしてみれば何か理由があるはずです。それを知るために、相手の立場に立つ方法として、私たちは以下のような視点から、問題を分析します。

1　何が問題か?
2　誰が困っているのか?
3　いつから困っているのか?
4　なぜ問題が起きたのか?
5　どこで問題が起きたのか?
6　どうしたいのか?

7　本人はどんな人か？
8　本人は何ができる人か？
9　本人はどうなりたいと思っているのか？

この手法を身につけると、問題解決の糸口が見えることがあります。

先の問題を1～9に当てはめて、介護者と被介護者それぞれの視点から見てみましょう。介護者は娘、被介護者は母親という設定です。

1　何が問題か？：「お風呂やオムツ交換を嫌がること」で、これは両者とも同じです。
2　誰が困っているのか？：介護者（娘）も被介護者（母親）も、困っているのは「自分」であり、両者の見解は食い違っています。
3　いつから困っているのか？：認知症の母が夫に先立たれ、娘一家と同居してからです。見当識の障がいが進んでいた場合、夫と暮らしていた家から娘の家に引っ越したことで、今いる場所がどこかわからない、一緒にいる人が誰かわからない、といった状態になっているかもしれません。

4　なぜ問題が起きたのか？：娘は、なぜ問題が起きたのかわかりません。母は、「お風呂に入れられたり、オムツ交換されたりするのがイヤだから」です。入浴とオムツ交換の共通点は、他者に無防備な姿を晒すことですから、その行為がイヤというよりは、無防備な姿を晒したくないのかもしれません。

5　どこで問題が起きたのか？：娘は「自分の家」、母は「娘の家」あるいは「どこかわからない場所」です。

6　どうしたいのか？：娘は「お風呂に入れたい。オムツ交換したい」で、母は「お風呂に入りたくない。オムツ交換されたくない」で、両者の見解は正反対です。

7　本人はどんな人か？：「会社員だった夫を長年支えてきた、しっかり者の専業主婦」で、これは両者とも同じ。

8　本人は何ができる人か？：娘は「わからない」であり、母は「入浴やオムツ交換に抵抗できる人」です。

9　本人はどうなりたいと思っているのか？：娘は「わからない」、母は「入浴やオムツ交換されたくない」あるいは「無防備な姿を晒したくない」です。

こうして見てくると、問題は入浴やオムツ交換という行為そのものではなく、見当識の喪失からくる不安や、服を脱がされることへの恐怖であろうと見当がつきます。今いる場所がどこかわからない、自分をお風呂に入れようとしている人が誰なのかわからない。そのような状態で、服を脱がされそうになったら、激しく抵抗するのが当然ではないでしょうか。

認知症の人の立場に立つことで、介護者の立場から見ていたときにはわからなかったことが、徐々にわかってきます。問題を分析し、原因を推測したあとは、やはり認知症の人の立場に立って解決策を考えます。

この場合は、不安や恐怖を取り除き、いかに安心させられるかがポイントです。

それには、「お風呂に入ろうね」と声をかけるだけでは十分ではありません。「お風呂に入ろうね」と声をかけることで、介護者は相手が「これからお風呂に入るのだ」と理解できたと思ってしまいがちですが、そうでないことが往々にしてあるのです。記憶障がいによって直前に言われたことを覚えていないことがある上に、服に手をかけられた時点で「イヤだ！」という気持ちが起こって興奮してしまい、言葉が耳に入っていないこともあるからです。

そこで、「お風呂に入ろうね」と言って脱衣所に来たあとも、すぐ入浴の準備をするのではなく、話をしたりして、認知症の人が落ち着くのを待ちます。気持ちが和《なご》んできたのがわかったら、もう一度「お風呂に入ろうか」と言ってみると、自分から「そうね」と言って入ることがあります。認知症の人の身になって、何度も繰り返し同じことを告げたり、時間をかけて落ち着くのを待ったりすることが大事です。

何か問題が起こると、介護者はどうしても「困っているのはこちら」であり、「問題は相手にある」と思ってしまいがちです。しかし、介護される人にしてみれば、それは逆。困っているのは介護される人であり、問題は介護者にあるのです。

（4）〝介護〟ではなく〝生活〟をする

①認知症カフェは何をする場所？

認知症は、発症してからの平均余命が10年程度と言われています。あくまでも平均ですから、もっと長い人も短い人もいるわけですが、いずれにせよ短期決戦の〝闘病〟ではなく、認知症を一つの特性と考えて、〝病気とともに生活していく〟必要があります。

ところが、家族が認知症と診断されると、その瞬間から「特別な人」になったような気がして、それまでとは異なる接し方をしてしまうことがあります。認知症なのだから、介護が必要なのだからと、一から十まで指示したり、何もやらせなくなったりすることがあるのです。

あるいは、記憶を取り戻させようとして、しつこく以前のことを尋ねたり、計算ドリルをさせたりする人もいます。このような接し方は、本人が自信をなくしてうつ状態になったり、怒りを溜め込んだりするだけで、逆効果です。

しかし、家族だけで閉じていると、自分たちの状態がいいのか悪いのかわかりません。外に出て人と接することが大事なのですが、では、どこに行けばいいのでしょうか？

そんなときに役立つのが、「認知症カフェ」です。

「認知症カフェ」とは、文字通り、認知症の人とその家族が気軽に立ち寄れる、〝カフェ〟をイメージした場です。

厚生労働省が推進する「認知症施策推進総合戦略（新オレンジプラン）」では、認知症カフェは「認知症の人や家族が、地域の人たちや専門家と相互に情報交換し、お互いを理解し合う場」とされていて、2016年度の調査では、47都道府県1029市町村に、4267のカフェが運営されています。厚労省は2020年までに全市町村に普及させることを目指していますから、現在はもっと増えているはずです。

ただ、〝カフェ〟といっても、通常の喫茶店のように毎日営業しているわけではなく、無料から2000円ぐらいまでの利用料で、月に1～2回開催するところが多く、場所も、介護施設内や公民館、喫茶店などさまざまです。

認知症カフェ発祥の地オランダでは、もともと研究の一環として始まり、プログラムがきちんと決まっていて、それによってどのような効果があるかを見るものでした。日本では、お茶とお菓子が出るのは共通ですが、内容はバラバラです。専門職による介護相談や勉強会、音楽の生演奏、散歩や体操、料理や手芸など、さまざまなプログラムを提供しているところもありますが、近頃は何もしないところが増えているようです。

国や自治体の目的としては、見守りや状況把握、あるいは啓蒙が主でしょうけれど、当事者に認知症カフェに来てよかったことを尋ねると、「いろんな人と知り合えた」とか、「友達ができた」「親切にしてもらった」というような答えが返ってきます。なぜそう答えるかと言えば、「認知症の人どうし、家族どうしで気兼ねなく話ができたから」でしょう。要するに、認知症カフェの本質は、会話をすることなのです。

あまりにも当たり前で気づかないのかもしれませんが、カフェとは、ほっとくつろいで人と話をする場所でしょう。カフェに来るのは、お茶を飲みたいからでも、啓蒙されたいからでもなく、くつろいで人と話をしたいからなのです。

私たちも、友人知人と食事をしたり旅行に行ったりするとき、何が楽しいかといえば、珍しい食べ物や景色もさることながら、やはり会話です。会話をたっぷりすると、私たちは楽しくなります。逆に、会話がないと孤独になります。

家族に認知症の人がいて、まだ認知症カフェに行ったことがなければ、試しに行ってみるといいでしょう。目的などなくてかまいません。行って、ただ話をするだけで、ずいぶん気持ちが楽になるのではないでしょうか。

病気とともに生活していくには、気を許して話をできる場のあることが、とても大事なのです。

②「手続き的記憶」を利用して、生活を維持する

認知症という病気とともに生活していくには、どうすれば日常生活動作（ＡＤＬ）を長く保てるか、そのためにどう工夫すればいいかを考えることも大事です。食事をする、トイレに行く、着替える等のＡＤＬが保てないと、生活の質が低下してしまうからです。では、どうすればＡＤＬを保てるのでしょうか？　そのための方法の一つが、「手続き的記憶」を利用することです。

私たちの日常生活は、とてもたくさんの手続き的記憶から成り立っています。手続き的記憶とは、歩き方や泳ぎ方、ハサミや包丁の使い方、文字や図形を書くこと、自転車の乗り方や車の運転の仕方、日々の習慣など、いわば体で覚えた、言語化するのが難しい記憶です。

ただし厳密にいえば、これらの体で覚えたこと、すなわち手続き的記憶は、「潜在記憶」と呼ばれる記憶の中の一つです。潜在記憶には、手続き的記憶のほかに、「プライミング」や「古典的条件付け」なども含まれます。

プライミングとは、「キ〇ン」と書かれていると「キリン」と読んでしまうというような、

関連のあることを無意識に思い浮かべることをさします。古典的条件付けとは、直接関係ない刺激によって反応が起こることで、「パブロフの犬」が有名です。パブロフの犬とは、ベルを鳴らしてから餌を与えることを繰り返した結果、ベルを鳴らしただけで犬が唾液を出すようになったという、パブロフ博士の実験です。

手続き的記憶を含む潜在記憶は、認知症になっても衰えにくいとされています。ただし、手続き的記憶による一連の動作は、途中で妨害（干渉）が入ると、認知症の人はそのあとの動作を続けて行うことができず、混乱の無限ループに入ってしまうことがあります。

たとえば、靴を脱いでスリッパに履き替えるとき。私たちは、外から玄関に入ってスリッパが置いてあるのを見れば、そのあとは自動的に一連の動作を行います。ワーキング・メモリ上で現状と過去の記憶を照合し、「靴をスリッパに履き替える」と判断して、そのあとは手続き的記憶によって自動的に行動するのです。

認知症の人もそれは同様です。ところが、左足をスリッパに入れたところで、右足のスリッパの位置がズレたために、そばにいた人が気を利かせてスリッパの位置を直してくれたりすると、もう動作を続けることができなくなってしまいます。

スリッパの位置を直さずに放っておけば、おそらく自動的にできた行為です。ところが、一連の流れの途中に「スリッパの位置を直す」という〝妨害〟が入ったことで混乱し、目的の行動がなんだったかわからなくなってしまったのです。認知症の人は、私たちが思っているよりもずっと些細なことで、「自分は何をしようとしているのか」が、わからなくなってしまうのです。

じつはこれは実際にあった例で、その人は結局スリッパを履くことができなかったのですが、このようなことが生活の至るところで起こります。

朝起きて、パジャマを服に着替えるとき。顔を洗ったり歯を磨いたりするとき。食事の準備をするとき、食べるとき。トイレに行って用を足すとき、お風呂に入るとき、等々。私たちの生活は手続き的記憶だらけです。

しかも、途中で人が部屋に入って来たり、物音が聞こえたりと、さまざまな小さな妨害に満ちています。認知症の人にとっては日常生活がとても大変なわけですが、それを裏返せば、手続き的記憶を上手に利用すれば、日常の動作をスムーズにできる可能性があるということでもあります。

たとえば、服を着るとき。私たちは大抵、服を着る順番が決まっていて、無意識のうちにその順番で服を着ています。「今日は、出社したらまずあれを片付けて、それから……」などと考えながら、シャツを着て、ズボンを穿《は》いて、ベルトをして、ネクタイを締めてと、自動的に身支度をしていきます。

ところが、「着衣失行」という状態になると、ボタンをうまくかけられない、服を後ろ前に着る、上着の袖に足を通すといったことが起こり、服を自分で着られなくなります。そのようなときは、本人の着替えの癖を利用して、一連の動作ができるようにするのです。

Ｔシャツを着て、ズボンを穿いて、靴下を履くという順番で身支度をする人であれば、まずＴシャツを、胴の開口部を広げて渡します。どこから頭を入れればいいか、わかるようにするのです。ズボンも、胴の開口部を広げて持ち、どこから足を入れるかわかるようにします。すると、そのあとの一連の動作は、手続き的記憶が働いて、自分でできます。ボタンがうまくかけられない場合は、介護者が自分の服のボタンをかけて見せることで、できるようになることがあります。

人によっては、開口部を広げた状態で、最初に着るものをいちばん上にして、着る順番通りに重ねて置いておくと着られる場合もあります。料理や洗濯物畳みの場合は、「千切りにしてください」とか「これを畳んでください」と言えばできる人もいますし、言うだけではできなくても、介護者がやって見せればできる人もいます。

手続き的記憶を利用するには、その人の習慣を細かく観察し、どこがネックになっているかを把握しなければなりませんし、いつもうまくいくとも限りません。介護者が全部やってしまった方が、楽といえば楽なのです。

けれども、介護者が全部やってしまうと、どんどんできないことが増えていきます。手間はかかりますが、手続き的記憶を上手に利用することができれば、認知症の人の生活が楽になりますし、残った能力を最大限に活かすことにもなるのです。

③認知症の人の苦しみを共有する

私が大腸がんの手術を受け、リハビリを終えて間もない頃のことです。妻と2人でスーパーへ買い物に行ったのですが、まだかなり体調が悪く、重いものが持てません。それで、私は軽い袋を1つだけ持ち、残りの食品やら日用品はすべて妻に持ってもらって、帰ってきました。そのときふと、「この姿を見た人は、奥さんに荷物をいっぱい持たせて、あの夫はけしからん、と思うのだろうな」と思い、続けて「自分ならこうするとか、これが当たり前だと思うことと違うことが起こっているときは、何か事情があるんだな」と、思ったのです。そんな思いがストンと胸に落ちた、と言った方がいいでしょうか。

世の中には、明らかに具合が悪いとか障がいがあると、見てわかる人もいます。けれども、見ただけではわからない人もいます。そのときの私もそうでした。認知症の人も、多くの場合、パッと見ただけでは健常者に見えます。しかし、健常者が〝当たり前〟と思っていることが、じつはできなかったりします。しかも、社会的認知が低下すると、人の心を推察することが難しくなり、「おかしな人」と思われてしまったりします。

そんなとき、「おかしな人だな」と思ったあとで、「当たり前でないことが起こっているのは、何か事情があるんだな」と、思ってみてほしいのです。それが、認知症の人の苦しみを共有する第一歩です。

発達心理学者の浜田寿美男さんが、こんなことを言っていました。

昔は貧しかったこともあり、みんなで苦しみを共有して、その中で喜びを見つけようとしながら生活していた。しかし今の時代は、苦しみを隠して、楽しいことだけを共有しようとしている。苦しみが個人の問題になってしまっているところに、大きな問題があるのではないか、と。そして、まさに認知症がそうであると。

今思えば、介護保険とはそもそも、みんなで苦しみを分かち合うための制度だったはずです。私たちは、それを忘れてしまってはいないでしょうか。もう一度それを思い出し、苦しみを共に分かち合っていけば、そこには喜びもまたついてきます。深い信頼や思いやり、人間的な成長といった本当に大切なものは、共に楽しむだけでは生まれません。共に苦しむときにこそ、人間にとって本当に大事なものが生まれるのです。

(5) ポジティブな感情を共有する

①「情動伝染」を利用して、外から楽しくなる

人は誰でも、楽しいと気分がいいし、生活も安定します。認知症の人もそれは同様です。

ところが認知症になると、自分だけで楽しい気持ちになることが、なかなかできません。相手のちょっとした表情から、こちらに対する肯定的な感情を読み取ったり、お笑いを見て楽しんだり、趣味の活動をしたりと、さまざまなところで喜びを拾い、自分で自分を楽しませることが難しくなるためです。

これは、自分の内側から〝内発的〟に楽しくなることが難しい、ということです。楽しくなれない状態をそのまま放っておけば、認知症の人は不安が強いこともあり、気分はどんどん落ち込んでいきます。

その結果、うつ状態になったり、行動・心理症状が悪化したりする可能性もあります。では、どうすればいいのでしょうか？

内発的に楽しくなれないならば、〝外発的〟に楽しくなればいいのではないでしょうか。外発的に楽しくなるとは、一言でいえば、楽しいから笑うのではなく、「笑うから楽しい」という状態です。何も楽しいことがなくても、とりあえず笑ってみる。すると楽しくなる、ということです。

実際に、作り笑いで気分がポジティブになるかどうかを、調べた研究があります。

その研究では、ユーモアなどの内発的な刺激がない状態で、24歳から43歳までの17人に、1分間作り笑いをしてもらいました。すると、その前よりも後の方が、ポジティブな感情が高まっていたのです。

さらに、声を出さない満面の笑みと、声を出す大笑いでは、両方ともポジティブな感情が高まったものの、声を出す大笑いの方が高まる度合いが大きかった、という研究もあります。

笑うと楽しくなるのは確かなようですが、ではどうやって笑ってもらえばいいでしょうか。「作り笑いをしてください」と言って、うまくいくでしょうか？「楽しくもないのに笑えない」と、言われてしまうのではないでしょうか。

そこで利用するのが、「情動伝染」です。

私たちは、誰かが泣いていると、悲しいことがあったわけでもないのに、つられて泣いてしまうことがあります。誰かが大笑いしていると、おかしくもないのに、つられて笑ってしまうこともあります。

そして、つられて泣いたときには悲しい気持ちに、笑ったときには楽しい気持ちになります。これを心理学では情動伝染と呼びますが、これを利用すれば、認知症の人を笑わせて、楽しい気持ちにすることができるはずです。

ただし情動伝染は、弱い感情では起こりにくく、強い感情ほど起こりやすいとされています。

さらに情動伝染は、健常者よりも軽度認知障害（ＭＣＩ）の人の方が、ＭＣＩの人よりも認知症の人の方が、起こりやすいことがわかっています。正確な理由はわかりませんが、自分で自分を制御しにくくなっている分、相手の影響を受けやすい、言い換えれば同調しやすいのだろうと考えられます。

また、認知症になると、怒りや悲しみ、恐怖などの表情は読み取りにくくなるものの、喜びの表情は90パーセント以上の人が読み取れた、という研究結果があることは、第２章でご紹介した通りです。喜びの表情とは笑顔ですから、笑顔を読み取れない心配はありません。要するに、周囲の人が大笑いすれば、認知症の人にも笑いが伝染し、楽しい気持ちになると考えられるわけです。

さらに、私たちには「社会的促進」という性質もあります。これは、みんなで何かをすると、１人で同じことをする場合よりも物事がはかどる、ということです。

たとえば、ケージの中にいるネズミに餌《えさ》を与えると、ある程度食べたところで食べやめます。そこにもう1匹ネズミを入れ、そのネズミが餌を食べ始めると、お腹がいっぱいのはずのネズミも、また餌を食べるのです。

私たちも、1人で食事をするよりも、みんなで集まって食事をした方が、食がすすみます。これが社会的促進で、人間はもちろん、ある程度高等な哺乳動物には備わっている性質です。

つまり、みんなで一緒に大笑いすれば、より効果が高まるはずなのです。

これらを総合すると、認知症の人の気持ちをポジティブにするには、外発的な笑いが有効であり、周囲の人の笑顔が鍵を握っている、ということでしょう。

介護する際に、私たちは真顔、ともすれば厳しい表情をしていることが多くはないでしょうか。しかし、真顔は「怒っている表情」と捉えられてしまいます。

したがって、介護する人は、面白いことが何もなくても、とりあえず口角を上げて口を開け、笑ってみる。すると自分の気持ちがポジティブになるだけでなく、笑いが伝染して認知症の人も笑顔になります。

認知症の人が笑顔になれば、介護する人も嬉しくなります。そして今度は、心の内側から楽しくなって、笑顔がこぼれます。笑顔が好循環を生み、みんなが楽しい気持ちになれるのです。

②「笑うラジオ体操」をしてみよう！

認知症の人の生活を安定させるには、そのときだけ気持ちがポジティブになればいいわけではなく、ポジティブな気持ちを持続させる必要があります。そして、ポジティブな気持ちを持続させるには、繰り返し強いポジティブな感情を経験することが大事だとされています。

つまり、1回限りではなく、定期的、継続的に大笑いをする必要があるわけですが、介護者が介護しながら繰り返し大笑いをするのは、なかなか難しいのではないでしょうか。

そこで私たちがお勧めしているのが、「笑うラジオ体操」です。

笑うラジオ体操は、通常のラジオ体操をしながら、適当なタイミングで音楽を何度か止め、インストラクターの「せえの！」という掛け声に合わせて、「ワッハッハッハ」とみんなで声を出して笑うというものです。もちろん作り笑いですが、大笑いを何度か繰り返すうちに、本当に楽しくなってきます。

その効果については、私の研究室の大学院生が研究している途中で、まだ結論が出ていませんが、参加している認知症の人たちの感情は、明らかにポジティブになってきています。

ただし、ごく少数ですが、ポジティブになったことで活動性が高まり、徘徊するようになった人もいます。

そのような反応をどうコントロールするかが今後の課題ではありますが、もしもあなたの介護している人に笑顔が少なく、活動性も低いようでしたら、ラジオ体操をしながら一緒に何度も大声で笑ってみてください。続けるうちに、介護する人も、される人も、気持ちがポジティブになって生活が安定していくはずです。

ただし、認知症であるなしにかかわらず、高齢者の中には感情をうまく表情に出せない人がいます。笑顔になっていなくても、気持ちはポジティブになっていることがありますから、その点に注意が必要です。

おわりに

認知症の人は、孤独ではないのか。

この疑問が私の心に芽生えたのは、もうずいぶん前のことです。認知症のお年寄りは、なぜ家族と会話がすれ違ってしまうのだろうか。なぜ、一日に何度も「家に帰りたい」と、施設の職員に訴えるのだろうか。そんなことを考えるうちに、認知症の人の孤独に、私の心が感応したのかもしれません。

そして、2つの出来事をきっかけに私は、認知症の人の孤独についてより深く考えるとともに、そのコミュニケーションの特徴を研究しなければならないと、強く思うようになりました。認知症の人のコミュニケーションの特徴がわかれば、それを踏まえて接することができるようになり、多少なりとも孤独が緩和されるかもしれないと思ったのです。

その出来事の1つは、第2章でもご紹介したテレノイドの実験です。

この実験では、認知症のお年寄りと、1人10分程度の会話を、毎週2回ずつ、10か月にわたって行いました。学生たちと直接話す場面では、なかなか会話が弾まないお年寄りも、テレノイド経由であれば嬉々として話します。生々しい個性のある人間と異なり、テレノイドは個性が曖昧であるために安心したのかもしれませんが、お年寄りはとても話したがっているように見えました。

2つ目の出来事は、「CANDy（日常会話式認知機能評価）」を開発する中で、「認知症の人と日常会話をすることはほとんどない」と、施設の職員から聞いたことでした。そのこと自体はいくつかの研究データからも明らかであり、私も知ってはいたのですが、改めてそう聞くと、容易ならざる問題であることが胸に迫って来ました。

日常会話は、そのほとんどが最近の出来事です。自分が最近したこと、テレビや新聞で報道されたこと、見たこと聞いたことが話題の中心です。ところが、認知症の人は最近の出来事を覚えていません。それがわかっているから、認知症の人との会話は難しいと、無意識のうちにこちらから壁を作り、話しかけなくなってしまうのではないか。

それならば、認知症の人のコミュニケーションの特徴をきちんと把握し、どうすればいいかを考えるべきではないか。そう思い、私たちは認知症の人のコミュニケーションの特徴に関する研究を開始したのです。さらに、コミュニケーション不足から来る困難や、孤独感に苦しむ認知症の人たちの気持ちを、ポジティブにするにはどうすればいいかという研究も開始しました。

本書は、現時点におけるこれらの研究成果をもとに執筆しました。研究はまだ緒に就いたばかりであり、成果はごく一部です。今後もさまざまな切り口から、これらの研究テーマに挑んでいきます。

本書を執筆するにあたり、私の研究室の修了生と大学院生を筆頭研究者とする研究から、多くを引用させていただきました。

博士学位取得者で、新進気鋭の研究者として現在京都府立医科大学医学部精神医学教室特任助教を務める大庭輝先生、滋賀県立総合病院の老年内科に心理士・言語聴覚士として勤務しながら、社会人大学院生として博士学位取得を目指して研究を続けている鈴木則夫さん、同じ言語聴覚士として高齢者施設に勤務した経験を修士学位取得につなげた新田慈子さん、同じく社会人大学院生として修士学位を取得し、大阪府社会福祉事業団ＯＳＪ研修・研究センター研究員として実践研究を行う辻祐美さんの４名の皆さんには、貴重な研究成果の一部を本書において紹介することをご快諾いただきました。ここにお名前を挙げ、感謝の意を表します。

「ＣＡＮＤｙ」の開発研究に共に取り組んでいただいた高知大学医学部精神科教授の數井裕光先生、社会医療法人ペガサス馬場記念病院心理士・梨谷竜也先生、（株）こころみ代表取締役・神山晃男氏、社会福祉法人大阪府社会福祉事業団の浅野治子氏と高上忍氏、そして研究資金を助成して下さった公益社団法人日本生命財団に、ここに記して感謝申し上げます。

また、本書執筆の機会を与えて下さった光文社新書編集長の三宅貴久氏と、私のさまざまな研究成果を整理し、素晴らしい構成に仕上げて下さった佐々木とく子氏には、心より感謝申し上げます。本書を認知症の人の心の理解に関心がある多くの読者に届けることができるのもお２人のお陰です。

最後に、私の母と私のコミュニケーションについてご紹介して筆を擱《お》くことにします。

私と認知症との出会いは、認知症の祖母を介護する母の姿に戸惑いながらも、心震わせていた小学生の頃のことです。時を経て、私が認知症の人の心を探る研究に向かうことになった遠因でもあります。

その母も、すでに80歳を過ぎ、認知症とは異なる脳神経系の病気のために、高齢者施設に入所しています。母は、物も食べられず、言葉もしゃべれない、胃瘻《いろう》・寝たきり状態です。しかし、私がしばらく手をさすっていると、母は笑顔を見せてくれます。その笑顔を見るために、私の住む大阪から母のいる千葉に向かいます。

しゃべることも意思を示すこともほとんどできない母と私のコミュニケーションは、手をさする私に対する母の笑顔、というやりとりだけです。しかし、これだけのコミュニケーションの中に、60年間以上にわたる母と私の思いが込められているのです。

施設に暮らす母の居室を訪れるたびに、人と人とのコミュニケーションの奥深さを、寝たきりになった母が私に教えてくれているのだと思っています。

2018年12月

著者　佐藤　眞一

【参考文献】

◇第１章

〈ＣＡＮＤｙについて〉

佐藤眞一（２０１６）日常会話形式による認知症スクリーニング法の開発と医療介護連携、第24回ニッセイ財団高齢社会ワークショップ
http://www.nihonseimei-zaidan.or.jp/kourei/pdf/2016_sato.pdf

大庭輝・佐藤眞一・数井裕光・新田慈子・梨谷竜也・神山晃男（２０１７）「日常会話式認知機能評価（Conversational Assessment of Neurocognitive Dysfunction; CANDy）の開発と信頼性・妥当性の検討」『老年精神医学雑誌 28：379‐388』

Oba H, Sato S, Kazui H, Nitta Y, Nashitani T, & Kamiyama A (2018) Conversational assessment of cognitive dysfunction among residents living in long-term care facilities. *International Psychogeriatrics*, 30, 87-94. DOI: 10.1017/S1041610217001740.

CANDy ホームページ
http://cocolomi.net/candy/

〈認知機能検査における苦痛〉

Lai, J. M., Hawkins, K. A., Gross C. P., & Karlawish, J.H. (2008) Self-reported distress after cognitive testing in patients with Alzheimer's disease. *Journal of Gerontology Biological Sciences & Medical Sciences*, 63(8), 855-859.

◇**第2章**

〈対人コミュニケーション・チャネル〉
大坊郁夫著（１９９８）『セレクション社会心理学14　しぐさのコミュニケーション――人は親しみをどう伝えあうか』サイエンス社

〈非言語コミュニケーション〉
マジョリー・F・ヴァーガス著、石丸正訳（１９８７）『非言語（ノンバーバル）コミュニケーション』新潮選書
Birdwhistell R L (1970) *Kinesics and Context: Essays on Body Motion Communication*. Philadelphia: University of Pennsylvania Press.
アルバート・マレービアン著、西田司・津田幸男・岡村輝人・山口常夫訳（１９８６）『非言語コミュニケーション』聖文社

〈表情認知〉

Henry J D, Ruffman T, McDonald S, O'Leary M A, Phillips L H, Brodaty H, & Rendell P G (2008) Recognition of disgust is selectively preserved in Alzheimer's disease. *Neuropsychologia*, 46, 1363-1370.

〈介護職員の業務時間の比重〉

Mallidou A A, Cummings G G, Schalm C, & Estabrooks C A (2013) Health care aides use of time in a residential long-term care unit: A time and motion study. *International Journal of Nursing Studies*, 50, 1229-1239.

〈介護職員と利用者の会話〉

Ward R, Vass A A, Aggarwal N, Garfield C, & Cybyk, B (2008) A different story: exploring patterns of communication in residential dementia care. *Ageing and Society*, 28,629-651.

〈テレノイド会話実験について〉

Kuwamura K, Nishio S, & Sato S (2016) Can we talk through a robot as if face-to-face? Long-term fieldwork using teleoperated robot for seniors with Alzheimer's disease. *Frontiers in Psychology*,

7: DOI.org/10.3389/fpsyg.2016.01066

◇**第3章**

〈認知症全般について〉

日本神経学会監修（２０１７）『認知症疾患診療ガイドライン２０１７』医学書院

〈ＤＳＭ－５について〉

American Psychiatric Association 編、日本精神神経学会監修、高橋三郎・大野裕監訳（２０１４）『ＤＳＭ－５ 精神疾患の分類と診断の手引』医学書院

〈認知の予備力について〉

Stern Y (2014) *Cognitive Reserve: Theory and Applications*. Routledge: Oxford.

〈ナン・スタディについて〉

デヴィッド・スノウドン著、藤井留美訳（２００４）『100歳の美しい脳 アルツハイマー病解明に手をさしのべた修道女たち』ＤＨＣ

◇第5章

〈虐待について〉
豊島彩・田渕恵・佐藤眞一（2016）「若者における高齢者虐待の認識度と高齢者への態度との関連——虐待の背景に着目して」『老年社会科学 38：308-318』
〈情動伝染とポジティブ情動活性化について〉
辻祐美（2017）「認知症高齢者のケアに対する感情研究の応用可能性」『老病死の行動科学 21：33-43』

佐藤眞一（さとうしんいち）

1956年東京都生まれ。大阪大学大学院人間科学研究科臨床死生学・老年行動学研究分野教授、博士（医学）。早稲田大学大学院文学研究科心理学専攻博士後期課程を終え、東京都老人総合研究所研究員、明治学院大学文学部助教授、ドイツ連邦共和国マックスプランク人口学研究所上級客員研究員、明治学院大学心理学部教授を経て、現職。前日本老年行動科学会会長、日本応用老年学会常任理事、日本老年社会科学会理事等を務める。著書に『ご老人は謎だらけ　老年行動学が解き明かす』（光文社新書）、『認知症「不可解な行動」には理由（ワケ）がある』（SB新書）、『「結晶知能」革命　50歳からでも「脳力」は伸びる！』（小学館）、共著に『老いのこころ　加齢と成熟の発達心理学』（有斐閣アルマ）、『老いとこころのケア　老年行動科学入門』（ミネルヴァ書房）、『エイジング心理学　老いについての理解と支援』（北大路書房）など多数。

認知症《にんちしょう》の人《ひと》の心《こころ》の中《なか》はどうなっているのか？

2018年12月20日初版1刷発行
2019年2月5日　　4刷発行

著　者 ── 佐藤眞一

発行者 ── 田邉浩司

装　幀 ── アラン・チャン

印刷所 ── 堀内印刷

製本所 ── フォーネット社

発行所 ── 株式会社光文社
東京都文京区音羽1-16-6（〒112-8011）
https://www.kobunsha.com/

電　話 ── 編集部03（5395）8289　書籍販売部03（5395）8116
業務部03（5395）8125

メール ── sinsyo@kobunsha.com

ISBN 978-4-334-04387-2

969
秘蔵カラー写真で味わう60年前の東京・日本
J・ウォーリー・ヒギンズ

アメリカ出身、日本をこよなく愛する「撮り鉄」が、当時は超贅沢だったカラーフィルムでつぶさに記録した昭和30年代の東京&日本各地の人々と風景。厳選382枚を一挙公開。

978-4-334-04375-9

970
100万円で家を買い、週3日働く
三浦展

家賃月1万円で離島で豊かに暮らす／狩猟採集で毎月の食費1500円……。お金をかけずに、豊かで幸せな生活を実践する人々の事例を「再・生活化」をキーワードに紹介。

978-4-334-04376-6

971
ルポ 不法移民とトランプの闘い
1100万人が潜む見えないアメリカ
田原徳容

トランプ就任以降、移民への締め付けを強めるアメリカ。それでもなお、様々な事情で「壁」を越えてやってくる人々がいる。排除と受容の狭間で揺れる「移民の国」を徹底取材。

978-4-334-04377-3

972
パパ活の社会学
援助交際、愛人契約と何が違う？
坂爪真吾

女性が年上の男性とデートをし、見返りに金銭的な援助を受ける「パパ活」が広がりを見せている。既存の制度や規範の縛りから自由になった世界の「生の人間関係」の現実とは？

978-4-334-04378-0

973
百まで生きる覚悟
超長寿時代の「身じまい」の作法
春日キスヨ

なぜ多くの高齢者は「子どもの世話にはならない」と言いつつも、結局「成りゆき任せ」「子どもに丸投げ」になってしまうのか？元気長寿者らへの聞き取りから学ぶ、人生100年時代の備え。

978-4-334-04379-7

974

暴走トランプと独裁の習近平に、どう立ち向かうか?

細川昌彦

国際協調を無視して自国利益第一で世界をかき乱す「米国問題」と〝紅い資本主義〟のもと、異質な経済秩序で超大国化する「中国問題」への解決策は。元日米交渉担当者による緊急提言。

978-4-334-04380-3

975

自炊力

料理《レシピ》以前の食生活改善スキル

白央篤司

面倒くさい？　時間がない？　料理が嫌い？　そんなものぐさなあなたに朗報！　コンビニパスタ×冷凍野菜など、作らずに「買う」ことから始める、新しい「自宅ご飯」のススメ。

978-4-334-04381-0

976

お金のために働く必要がなくなったら、何をしますか?

エノ・シュミット
山森亮
堅田香緒里
山口純

ベーシックインカム――生活するためのお金は無条件に保障される制度――は、現在、世界各地で導入の議論が盛んになっている。お金・労働・所得・生き方などの価値観を問い直す。

978-4-334-04382-7

977

二軍監督の仕事

育てるためなら負けてもいい

高津臣吾

プロ野球、メジャーリーグでクローザーとして活躍し、韓国、台湾、BCリーグでもプレー経験を持つ現役二軍監督の著者が、定評のある育成・指導方法と、野球の新たな可能性を語りつくす。

978-4-334-04383-4

978

武器になる思想

知の退行に抗う

小林正弥

事実よりも分かりやすさが求められるポピュリズムの中で主体的に生きるには、判断の礎となる「思想」が不可欠だ。サンデル流・対話型講義を展開する学者と共に「知の在り方」を考える。

978-4-334-04384-1

979
残念な英語
間違うのは日本人だけじゃない
デイビッド・セイン

他の非英語圏の人たちも、実はネイティブだってミスをする。人気講師が世界中の「残念例」を紹介。言葉は手段、外国語だから間違って当然という姿勢で、どんどん話して身につけよう！

978-4-334-04385-8

980
残業学
明日からどう働くか、どう働いてもらうのか？
中原淳＋パーソル総合研究所

一体なぜ、日本人は長時間労働をしているのか？ 歴史、習慣、システム、働く人の思い——二万人を超える調査データを分析し、あらゆる角度から徹底的に残業の実態を解明。

978-4-334-04386-5

981
認知症の人の心の中はどうなっているのか？
佐藤眞一

日常会話によって認知症の人の心を知り、会話を増やすためのツール「CANDy」とは。認知症の人の孤独、プライド、喜び、苦しみ——最新の研究成果に基づくその心の読み解き方。

978-4-334-04387-2

982
恋愛制度、束縛の2500年史
古代ギリシャ・ローマから現代日本まで
鈴木隆美

西欧の恋愛制度が確立していく歴史を追うとともに、それが日本に輸入され、いかにガラパゴス化したのかを、気鋭のプルースト研究者が軽妙な筆致で綴る。

978-4-334-04388-9

983
ぶれない軸をつくる東洋思想の力
田口佳史　枝廣淳子

西洋中心主義の限界を乗り越え、愉快な人生を過ごす方法とは？ 東洋思想の第一人者と環境ジャーナリストがタッグを組んだ、人生一〇〇年時代の新しい生き方の教科書。

978-4-334-04389-6